徹底3S「枚岡流」成功法則

古芝保治 著

樂美 譯

導讀

以企業為育人道場

——擦亮心．結法界．為無為

梁正中
正好文化發行人

為探求人生究竟活法，過去十年我持續參訪日本各門各道，最後體驗到，比起茶道、花道、料理道等，「掃除道」最為簡單直接，精粗、老少皆宜。特別是，掃除道已從日本弘傳到世界各國，包括崇尚物質資訊、強調消費主義的西方國家，可見它是一塊方便的「入道敲門磚」，易知易行且無國界。任何人只要肯老實踐行，定能獲得「掃除五德」——

變得謙虛、提升覺察、萌生感動、學會感謝、磨礪心性。

我曾赴日本各地向掃除道的前輩取經學習，又帶一群來自大陸、台灣及旅居海外的華人朋友，參與公廁清掃，並進一步參加其全國性或區域性的定期掃除會。隨著參訪廣度和深度的擴大，心中隱約浮現日本掃除道進程的大概輪廓。

也曾在福井縣曹洞宗本山永平寺掛單，於行住坐臥中體會，八百年前開山祖道元禪師遠赴中國寧波天童寺求法、而帶回故鄉日本的「如佛一樣的生活」。那對當時只知參禪不知辦道的日本禪林乃至佛教界，是件石破天驚的大事。修行人拾回本心入法界後，更要在日常點滴中活出佛法，方是真大乘皈依。道元趕上了中國生活禪末班車，帶回了做飯吃飯、灑掃庭除等日用妙法，至今每天清晨，永平寺年輕僧人仍排排跪著用心抹地，與禮佛的虔誠恭敬無異，堪稱莊嚴無比的生命絕景。

在千年古木下，靜觀處處掃除到潔淨發光的永平寺，我不禁尋思，那個為日本掃除道深深播下種籽的人，就是道元禪師吧？

一百多年前，由西田天香創辦的「一燈園」，也是從掃除切入接引大眾。當時正是西方文明風靡日本之初，二十出頭的天香先生目睹世風日下，因憂國憂民而絕食三日問天如何拯救，冥冥中感應到：「百姓如此頹廢乃心性散亂所致；心性散亂又起於生活環境之散亂。」天香先生於是決志挨家挨戶無條件為人掃除，以此開啟民智、點亮心燈。他以菩薩心腸行霹靂手段，震撼了全日本，追隨者成千上萬，百年來還擴及從幼兒教育到自然農法等種種良知善業，並開創永續發展的生態系統。

到了近代，日本黃帽公司創辦人鍵山秀三郎先生親身垂範所激發的日本掃除道旋風，最為轟轟烈烈。只是隨著鍵山先生年歲增高，已不大能每日親自掃除，各地擁護者也不再年輕，過去那種熱烈響應的大眾掃除活動，開始有些後勁不足。

以我「五十三參」般四處訪道的經驗，感覺能因應當下社會、更合適作為時下掃除道範本的，可能是像新宮運送這類的公司。

新宮公司的木南社長追隨鍵山先生多年，深得心傳，他運用掃除道在公司傳道育人，把座落於兵庫縣山中的貨運公司辦成了「道場式企業」，還因地、因天（氣）、因時，開發出各種細緻便利的掃除工具，充分活化器物。此外，其車庫、掃除工具間各自整齊安頓，彷彿寺院中一個個大大小小的「結界」，讓人一到現場就感受到沉靜安詳的氣氛。新宮公司四周群山環抱，恍若紅塵版的永平寺，深深感動了我。

現代人離不開一週五天的工作，如果七分之五的人生裡都沒機會連接上安頓生命的基礎本務，那麼只怕終其一生都難與道結緣了。古人辦道講究「法財侶地」四要素，時下企業作為載體，可謂「財侶地」具足，只要有木南社長這樣的有心人引入「法」，便能理事並進，助人安心向道，豈不善莫大焉？

本書作者所經營的枚岡合金公司也是另一個典範。

我與枚岡公司的古芝會長（董事會會長）初次見面於二〇一九年九月的一個中午，在新大阪高鐵站旁的一家料理店，他正要出發到外地指導「3S」——整理（日語Seiri）、整頓（日語Seiton）、清掃（日語Seiso）活動。年近七旬的他，個頭不高，戴著禮帽、拖著一口行李箱，精神抖擻、笑容滿面，像個活潑有趣的獨行俠。他娓娓道來三十多年前接手父親創辦、業已瀕臨破產的事業，因偶遇掃除道這根救命稻草，才絕處逢生，更進一步改變了他的生命。聽似神奇，但說穿了並無特殊祕訣，不過是從全體員工每天上工前先一起掃除做起，久而久之，連大家的心也被掃除得現出純潔光輝了。

古芝會長認為公司後來不可思議的發展都是立基於此。是的，沒有光明的心，怎會看見工作流程中的無謂浪費？又怎可能跳脫習慣、打開更高的視野去改造創新？

枚岡公司徹底執行3S後，一時成為日本中小企業起死回生的典範。大家爭先恐後前往見學，並聘請古芝會長擔任企業「救死扶傷」的顧問。他根據豐富的企業顧問經驗明確指出，徹底執行 3S 更勝貪多推行 5S、7S……。

古芝會長說，當年他已被逼到絕谷，根本沒退路了，所以只能懷抱信心，傻傻地一直向前走，如此背水一戰，終於逆轉局勢；但作為顧問，最難的環節就在那不是自己的企業，要如何才能讓主事者下破釜沉舟的決心？3S 活動的背後關鍵，其實是經營者本人的「心靈 3S」，其次是員工的「心靈 3S」，如果不能排除三心二意、疑慮恐懼，就無法提起純粹的志氣，行動也不可能貫徹。

隨著枚岡公司進入無為而治的良性循環，古芝會長感覺經營的擔子日益輕省，可將大部分時間更投入淨心育人的教練工作，甚至期許自己能作為幫助日本建立更多這種「育人企業」的推手。

聽到這裡我非常歡喜，這不正是我尋找的——「以企業之相而用、承育人學校之體而教」的樣板嗎？當下便和古芝會長相約擇期再會，一起來想想如何合作將徹底 3S 也傳習到華人世界。

沒想到，二〇二三年二月與古芝會長再見時，世界已因疫情陷入巨大不安。那天，古芝會長趕到我下榻的飯店相見，他把目光投向社會更基礎的層面，單刀直入說：「讓我們不要侷限於企業組織了，應儘快著手學校 3S，尤其是零至三歲的幼兒 3S 教育。」

聽古芝會長這麼一說，我想我幾年前發起、至今仍在蓬勃開展的掃除道傳習中心，或許可看作華人世界徹底 3S 的第一個樣板吧？加入傳習中心的人若都成了身心靈 3S 的「發光一人」，何愁大眾不被光閃閃的磁鐵吸引呢？

送古芝會長出酒店時，大雪紛飛，整個世界銀光素裹，已然一片白茫茫。

中文版作者序

以利他之心持之以恆

古芝保治

自從本書日文版上市後，來我們公司參觀學習者絡繹不絕。透過國內外的演講會和活動諮詢等機會，我們積極宣傳3S（整理、整頓、清掃）理念，和人們進行現場討論交流。

二〇二〇年初全球新冠肺炎大流行，從日本宣佈緊急事態的第二天開始，我們當機立斷，決定改採遠距辦公，並接受電視台線上採訪。「省了三小時上下班時間，工作變得更愉快，真是太棒了！」八十三歲高齡員工和二十六歲年輕員工不約而同這樣回答。我們公司宣導多年的「徹底3S」理念，及達成「任何人隨時隨地能馬上找到所需東西」的效率，一時又成了社會熱門話題。

因應疫情，同年六月開始，以線上遠距方式帶領其它企業參加「徹底3S」活動，學習實踐「讓公司變得強大」的習慣。那些積極參與的企業與員工都進步神速，公司風氣也出現戲劇性的正向改變。此外，舉辦線上3S演講會，獲熱烈迴響：先是二〇二〇年十二月在秘魯5S大會，之後在南美、北美、西班牙三地的線上演講會也廣受好評。

這些實績讓我們感受到「3S無國界」。

「3S習慣」超越了行業類別和國家、人種、宗教、意識形態，不但能創造普世價值——便利，還能磨礪人性、形成企業文化和地方特色，重點在必須持之以恆。而這也正是讀者經常提出的關鍵問題：「怎樣才能讓3S長期持續下去？」

答案很明確，就是——把理想狀態寫在心裡、掛在牆上，天天溫習。

其奧秘不在於追求技巧，而在「為何而做、為誰而做」，探尋什麼是以「利他」為基礎的、正確的理想方式；換句話說，開展活動必須基於明確的意義與目的。

所謂理想方式就是：本著利他之心，「為全體員工追求物質和精神幸福的同時，也為人類社會的發展做出貢獻」（日本企業家稻盛和夫的經營哲學）。

據此，我們公司全體員工時時不忘公司的經營理念是：

日日切磋琢磨

為了讓顧客滿意

為了員工的輝煌人生

為了製造產品貢獻社會

日日切磋琢磨

「日日琢磨」，就是用心實踐丸山敏雄先生（1892-1951，日本社團法人倫理研究所創辦人，倫理及社會教育家）的話——「昨天是過去的今天，明天是正在到來的今天，今天之外沒有人生，人的一生都是今天的延續。」我希望透過日日琢磨和思索，提供讓人們感動的產品和服務，把別人的喜悅當作自己的喜悅，讓員工都能幸福地度過自己獨一無二的人生。

「製造產品貢獻社會」並非只為公司利益著想，而是將社會利益置於公司利益之上，貫徹始終，因而我們又從製造業轉型向資訊科技服務業。我們公司能有今天，多虧和諸位朋友的相遇和緣分，我由衷感恩！

我們與台灣的情誼淵遠深厚，新冠肺炎疫情前，敝公司現任社長古芝義福曾造訪台灣，並受邀前往十五家企業分享 3S 經驗。能在台灣出版本書，我感到非常榮幸和高興，謹此深深致謝！

前言

「改變習慣」救了我們公司

枚岡合金工具株式會社是一家結合設計與製造的金屬模具公司，製造電腦、家電、汽車等所需的零件。公司位於大阪生野區工業園區內，我是公司負責人，正式員工二十二人，臨時工兩人。

像我們這樣的小工廠在日本比比皆是，然而，截至二〇一六年為止，約有四千家公司、總計一萬兩千多人來我們工廠參訪，其中還包括松下電器產業（現為Panasonic）、富士通、普利司通等日本最具代表性的大企業及海外人士。

電視、報紙、雜誌等媒體也紛紛前來採訪，NHK綜合頻道「觀測未來連接電視@Human」、「呂宋之壺」、NHK教育頻道「目標！公司之星」、日本電視「撼動人心！前輩的ROCK YOU」、TBS的「N-st」，以及日本經濟報、朝日新聞、各商業雜誌等都相繼報導。

吸引大家前來的主因，就是我們公司長年來始終堅持的「強化公司的習慣」。

時間回到一九九七年，受泡沫經濟崩壞影響，我們出現創業以來首次虧損。

經濟泡沫化，客戶急遽減少，僅存的客戶也施壓要求降價，無奈接受利潤微薄的訂單，公司營收逐年下滑，最後淪至虧本經營。

不管我們如何努力都無效，原本充滿自信的員工開始失去工作榮譽感，眼神逐漸失去光芒，辦公室彌漫一股低氣壓，死氣沉沉，看不到任何希望。當時大家都想趕快找到拯救公司的對策，時任社長的我甚至做了宣告破產的最壞打算。

沒想到，自從決定大力推動「強化公司的習慣」後，翻天覆地的改變接連出現。

工作效率、公司內部氛圍都顯著改善，在二〇〇二年，也就是連續虧損後的第五年，公司業績竟出現Ｖ字型回升。此後持續緩步成長，終至成為一家高收益公司。

這一戲劇性變化不僅表現在業績成長上，公司在本業金模事業之外，還自主研發出檔案管理系統——「數位海豚」（Digital Dolphins），並逐步開啟相關諮詢業務，真是做夢都難以想像。截至二〇一六年三月底，「數位海豚」的銷售額已占公司總銷售額的三〇％，成為公司的基礎事業。

此外，人事上也產生變化。過去，我們是典型的「３Ｋ」企業——辛苦（日語 Kitsui）、骯髒（日語 Kitanai）、危險（日語 Kiken），人才招募不易，現在我們可以定期招聘到剛畢業的社會新鮮人，甚至還有人才跳槽到我們公司。

值得慶幸的是，這些成果也得到公司外部人士認可，榮獲多項經營大獎，如「大阪新領域獎——經營革新獎勵部門特別獎」、「關西ＩＴ活用企業百家優秀企業」、「大阪府品質管理推進優良企業」、「ＩＴ經營百選最優秀獎」和「中小企業ＩＴ經營力大獎——審查委員會獎勵獎」等。

到底是什麼習慣「強化」了我們公司？

答案就是我們一直努力貫徹的「３Ｓ」活動。無需專業知識技術，也無需資金。

比如：

・每天早會結束後，所有員工一起擦地板十分鐘。

・清掉不用的物品，只擺放日常工作用的東西。

・公司內部設備、用品、文件歸定位收納，嚴格要求物歸原處。

這就是我們公司一直徹底踐行的習慣。

大家一定會懷疑：光靠「整理、整頓、清掃」就可提高公司獲利嗎？剛導入此活動時，也有員工提出異議：「有時間清掃，還不如多生產一個產品，豈不更好？」

老實說，我自己也曾猶豫過，但當業績開始回升，諸如松下電器產業等外部人士相繼提出希望前來我們公司參觀學習，加上各界的讚譽，我才真正相信，這樣做是對的。

本書不僅介紹我們公司一直致力的「強化公司的習慣」——3S，更毫無保留地揭露在業績回升前，終日惶惶不安、而後又半信半疑硬著頭皮往前走的實際歷程。

「既然枚岡可以做到，那我們公司一定也可以。」相信閱讀此書可以讓遭遇困難的企業重拾信心，並把我們的故事轉化為您的精神支柱。

另外，徹底的整理、整頓、清掃，不僅可幫助像我們這樣的小工廠打下扎實的根基，也可為任何規模、類型的公司構築起厚實的企業平台，不需特殊知識或技術，立即實行就對了。只要真心徹底地投入，必可收穫豐碩的成果。

本書第六章還特別介紹其它九家公司的成功案例，包括製造業（如枚岡合金工具）、物流業、社會保險勞務士事務所及ＩＴ系統開發等不同規模的各行各業，其中有些公司甚至獲得意外的卓越成就。

「強化公司的習慣」適用於任何企業，可為公司帶來夢想與希望。

雖說本書旨在闡述「強化公司的習慣」，但並非只為公司經營者著想，其實貫徹３Ｓ也能為員工帶來諸多益處。

首先，可減少不必要的工作及浪費時間，大幅提高工作效率。第六章提到的成功案例，有些企業節省了近半小時至數小時找檔案的時間，也省下每人每月多達四十個小時的加班時間。另外，以女性員工為主的公司，透過徹底的整理、整頓、清掃，在家事育兒上更有餘裕。如此一來，也有更多時間開拓新客戶、挑戰新工作、即時快速地回應客戶需求，提升客戶滿意度的同時，也提升了公司經營業績。

此外，透過徹底的整理、整頓、清掃，可保持公司整潔，為員工營造舒適的工作環境。以前公司滿地菸蒂，大家視若無睹，現在不僅沒菸蒂，就算有也會有人立即撿拾。「我無法回到以前的環境工作！」員工回想之前陰暗骯髒的廠房，不禁這麼說。此一「強化公司的習慣」，改善了工作環境，讓員工獲得幸福。

由於員工觀念和行為產生改變，公司的企業文化、工作氛圍也隨之發生巨大變化。

如果本書能點燃大家的熱情，進而改變自我、改變公司，身為作者的我將不勝欣喜。

目錄

第六章

「徹底3S」的九家模範公司 143

第七章

後記

第一章

從「捨棄」開場的神奇復活劇

枚岡合金工具株式會社以冷鍛工藝馳名，原是日本重要的模具製造廠，但因內外種種衝擊，我在九〇年代一接班即瀕臨破產倒閉危機。當時正好意外接觸到 3S 經營理念，我決定背水一試，下手處就是，在父親反對下更投一筆錢清掉兩噸多的無用設備……

枚岡合金工具，是我父親古芝芳一於一九四九年在東大阪枚岡創立的公司，主要經營金屬模具製造，特別是「冷鍛零件用金屬模具」。冷鍛，就是使用金屬模具錘打常溫的金屬素材、使其成形的金屬加工法。在冷鍛工藝中，為了鍛造一個零件，需用好幾種不同工序的金屬模具分開製作，工序雖繁瑣，但在金屬塑形的過程中較不易引起金屬纖維組織的異向性，能打造出強韌且精密的零件。

利用金屬模具製作出來的金屬零件，多應用在空調或洗衣機等家電、汽車、電腦等產品中。一般消費者對金屬模具並不熟悉，也很少見。

我們公司人才濟濟，個個技術高超，許多客戶指名要我們的產品，理由是「枚岡的金屬模具品質好又耐用」。雖然只是小鎮工廠，但父親經營得很踏實。

然而，從九〇年代初經濟泡沫化開始，業績漸漸走下坡。

製造業緊縮設備投資，導致公司訂單銳減。為彌補銷售額，只好不計盈虧地勉強接單，結果又陷入從早做到晚還賠錢的惡性循環。

一九八五年，父親腦溢血，右半身麻痺。一九九六年五月，泡沫經濟後的低迷期，我接替父親出任公司第二任社長。之前為分擔父親的工作，我以常務董事的身分參與公司管理，出任社長是我首度正式擔任公司最高領導職務。

當了社長後，我竭盡所能努力重整公司，卻沒能遏止不斷下滑的銷售額。第二年，一九九七年，迎來了公司成立後的第一回赤字。

之後，嘗試了各種「刪減設備投資」、「午休節電」、「減少加班」等節流辦法，社長和董事也相繼自行減薪，當時我這個社長的薪水比就任時少了三分之二。不過，即便在如此嚴峻的情況下，也不曾縮減員工薪水。作為企業經營者，當時能守護員工的生活，至今仍為此感到自豪。

即使這樣，若一直無法獲利，還是解決不了問題。公司搖搖欲墜，員工也失去了生氣。工廠內到處都是師傅們亂丟的菸蒂跟菸灰，半成品雜七雜八堆在走道上，寸步難行。公司看不到希望願景，當然也就無法引進年輕新血。

公司悄悄陷入負面循環的漩渦，難以自拔。

「再這樣下去，只好宣告破產了！」這個最壞的結果，在我腦海中閃過無數次。

憑直覺認定這就是理想的公司

眼看幾乎沒有任何希望了，為找尋生路，我從一九九七年開始到財團法人大阪府中小企業振興協會（現為公益財團法人大阪產業振興機構）去上課。

協會每年召開十次「經營基礎技術向上研究會」，聘請業界不同類型的企業顧問為講師，免費開班授課。除了課程，還搭配企業見學（參觀學習）。一九九九年二月，我前往京都市南區的田中科技見學，那次見學改變了我和枚岡合金工具的命運。

踏進田中科技瞬間，我受到如觸電般的衝擊。

田中科技是一間大型薄板製罐板金加工公司，專長大型不銹鋼和鐵板加工，主要製造生產設備用的外罩。廠內所有工作器械擺放得井然有序，工作環境相當便利。廠內沒有多餘的物件，地板、牆壁、天花板各處都乾淨到發亮，牆壁上畫了一幅跳躍中的親子海豚，每件工具機上都標註著動物插圖和小名，廠內氛圍就像主題公園般輕鬆舒暢。

更讓我吃驚的是，員工們的明朗笑臉及炯炯眼神，連問候都充滿活力，充分反映了他們由衷為自己的工作及公司感到驕傲與喜悅。

「這才是理想中的公司。」憑直覺，我如此確信。

後來聽說，田中科技也曾和我們一樣經歷過艱困處境，在顧問久保敬雄先生指導下，才出現戲劇性的變化。

我像抓到救命稻草般，當天就發傳真向久保先生求助。那時久保先生教我的，就是強調整理、整頓、清掃的「3S」活動。

但當時我們公司連邀請久保先生進行企業諮詢的經費都沒有，久保先生建議我們和其它公司一起上課，可以一起分攤費用，並提議用「研究會」方式，引介我們認識位在大阪、專營板金加工和衝壓加工的山田製作所。

泡沫經濟崩壞後，山田製作所的銷售額一度跌到原來的五%，比我們公司還慘（山田製作所的故事，詳見第六章案例九）。我向山田公司社長山田茂尋求協助，沒想到他立刻答應，之後便由山田社長代表向大阪府內六十七家公司發出邀請：「要一起學習3S嗎？」最終，有四家公司加入我們。

當我跟父親和弟弟義福（現任社長）商量3S活動時，一開始兩人都提出質疑：「透過整理、整頓、清掃，真能改善經營？」、「公司不會因此更糟嗎？」但我告訴他們，我已別無他法，不得不試著相信、賭一次3S活動，而且主要是田中科技給我的感動與震撼歷歷在目。田中科技不但廠房乾淨到發亮，員工個個清爽有幹勁，實行3S活動後，獲利是之前的三倍。這點是促使我下定決心的關鍵。

我們六家公司共同成立了「大阪企業再造研究會」，一起學習並推動3S活動，於一九九九年五月召開第一次大會。第二次大會時，我就從久保先生介紹、同為經營顧問的大山繁喜先生手中接下棒子，開始推動3S活動。

半年以上沒用的東西多半再也不會用

一九九九年二月，我們六家公司共同成立「大阪企業再造研究會」。我在公司每月召開的業績報告會上，向員工傳達開展3S活動的決心。

表面上，沒有員工反對。就算有，也是類似「3S活動到底有什麼意義？」、「真能恢復業績嗎？」這樣的疑慮而已。員工們應該跟我一樣，感覺到公司前景堪慮而抱著姑且一試的心態。

我們公司的 3S 活動，首先從「**整理**（＝處理掉不用的東西）」開始。

老實說，整理時我也曾猶豫不決。比如說「鋸床」，是切割鋼材的機器，那是二十年前花費數十萬日元高價買的，狀況堪用，但因工作流程改變，已三年多沒用過了，一度考慮要處理掉，但父親強烈反對，我自己也猶豫著「不知何時可能會用到……」，煩惱得很。

但隨即又想，如果在這裡半途而廢，3S 活動肯定無法繼續下去，最後還是決定照「超過半年沒用到就處理掉」這個原則，把機器扔掉了。

最後，總共花費數萬日元，處理掉重達兩噸以上的物件。

不要的東西扔掉後，辦公室和工廠立即變得清爽明亮，作業空間大大增加，連內心也感到開闊許多，一掃之前沉悶的氛圍。

當時扔掉的東西，事後沒一件讓我後悔。半年以上未使用的東西多半再也不會用到。

即便如此，扔掉兩噸設備及用品的當下，我是非常不甘心的。至今還記得，當時以無法言喻的心情目送著滿載廢棄品的大阪市環境事業局卡車往北駛去。然而，當卡車從眼前消失的瞬間，我覺悟到——只有這樣才能重新開始，別無他法。事實證明，多虧那時割捨了對物品的執著，後續才能順利進行。最初的「整理」這一步，對我們公司至關重大。

接下來就是「**整頓**（＝將東西打理工整）」。

以工廠使用的車床鑽頭為例，尺寸大小有數百種之多，之前都簡單地擺在三層櫃子上。整頓的第一步，要先測量每個鑽頭的重量，計算負載，並在鑽頭上標明尺寸大小。然後，購入超商用的多層陳列架，貼上不同尺寸的標籤，按鑽頭尺寸，一一工整地收納。

再以黑色麥克筆為例，規定「放在桌子右上角的抽屜」、「數量一支」、「與桌子平行放置」等收納原則。然後將海綿照不同文具的形狀挖空，鋪進抽屜裡，並在筆的位置貼上「麥克筆／黑」的標籤。

整頓的目的在於「可立刻找到需要的東西」。一開始，我們希望六十秒內找到所需之物，後來，漸漸摸索出更好的整頓法，現在，工廠裡十秒內可找到需要的東西，辦公室則縮短至六秒內。

最後，是「**清掃**（＝打掃乾淨）」。

要徹底清潔我們公司的廠房，首要之務就是地面塗裝。只是，廠房地板自十年前搬遷至今，累積的油污，很難透過簡單擦拭、磨光就恢復乾淨整潔。

一般地面塗裝都會找專業師傅來做，但顧問大山先生建議：「自己做才能萌生對職場的感情，也能省下最多經費」、「3S就是要親自做，不能委託專業人士」。於是，即便是門外漢，我們依然親自進行地面塗裝，經過不斷摸索、嘗試、改善，地板像靜止的水面般光滑，倒映出天花板的燈光，閃閃發光，也空出新的安全通道，廠房內變得井然有序。看到髒兮兮的廠房煥然一新，當下的感動至今仍記憶猶新。

地面塗裝完成後，公司全體員工每天早會後，都會花十分鐘來磨亮地板，並且清理製作金屬模具的工具機。

貫徹整理、整頓、清掃「3S」活動的結果，讓辦公室和工廠乾淨到令人驚嘆的程度。

松下電器也來參訪見學

長達兩年半的時間，我們徹底執行整理、整頓、清掃，在我以為活動穩定步上軌道時，發生了一件事。在一場為邁入花甲之年的員工舉辦的慰勞會上，某些資深員工爆發不滿：

「我在枚岡工作幾十年不是為了要打掃！」

「都已經這麼乾淨了，把打掃的時間拿來務正業做金屬模具不是更好嗎？」

他們的意思我明白，持續3S活動兩年多來，公司內的氛圍明顯有所改變。但公司營運還在赤字中，徹底整理、整頓、清掃真的有助於提升業績嗎？我知道他們並沒有打心底相信這件事。

我堅信 3S 是重建公司的唯一途徑，也以為員工認同我的想法，聽到他們不滿的心聲，我有種無奈的空虛感。

但身為社長，我若在此時動搖，便意味著至此所有努力將化為泡影，馬上會回復為原本的木阿彌（編按：典故來自日本戰國時代的大將筒井順昭，為了欺騙敵國，臨死前找來一位相貌酷似自己的盲僧木阿彌頂替，以隱藏自己的死訊。木阿彌作為順昭的替身，盡享榮華富貴。後筒井家臣與後代推動體制改革，木阿彌被遣送回奈良，重新做了僧人。）——再度淪落員工死氣沉沉、公司瀕臨倒閉的狀態。

「錯了嗎？不，不可能！」我鼓勵自己，繼續推動 3S 活動。

慰勞會過後一個月，松下電器產業聯繫我們。完全沒想到國際企業松下會選擇枚岡合金工具作為「從小工廠學習松下創新精神」的見學地點，還拜託我們一定要讓他們來見學。

這在公司內引起了很大的騷動。按理說，應該是我們去松下電器產業的工廠見學，但現在卻是頂尖的松下電器產業要來我們工廠見學。

一切都要感謝ＰＨＰ研究所出身的前岡宏和先生在松下電器學習會的推薦。前岡先生是接受松下幸之助先生面試進入ＰＨＰ，可說是松下先生的愛徒，他同時也是一位優秀的老師，至今為止在松下集團指導超過四萬人。我是在大阪商工會議所主辦的經營學習會上認識前岡先生的，他非常關心枚岡合金工具的３Ｓ活動，曾數度來工廠見學，並多次表示「這樣的活動值得廣為宣傳」。

二〇〇一年十二月十三日，松下電器產業八名儲備幹部來到枚岡合金工具。松下電器產業對我們的認同與肯定，激發了同仁的信心，本來瀰漫內部的不安氛圍消散了，員工開始相信「我們堅持的３Ｓ活動是受大企業認同的，是有價值的」。

之後，不斷有企業與我們聯繫，希望能來松下電器產業參觀過的工廠看看。許多人來參訪，並表示讚揚，員工們的表情充滿自信和光彩，公司內部更加團結，體現「上下一心」的精神，徹底地實行整理、整頓、清掃 3S 活動。

整潔的工廠是最好的「推銷員」

松下電器產業來見學的隔年，也就是二〇〇二年度決算時，時隔五年，公司終於告別了赤字。

從谷底V字型回升的契機，是我們捨棄了低獲利的訂單，轉而專注高獲利的訂單，也多虧了整理、整頓、清掃的觀念和行動普及全公司，才得以達成。

公司獲利恢復黑字後，為了維持業績，使經營穩定化，必須積極尋求高獲利的工作，每天持續的整理、整頓、清掃發揮了不小的力量。

松下電器產業來見學後，很多企業相繼跟進。二〇〇二年十二月起，為回饋社會，我們開始定期舉辦工廠見學會，截至二〇一六年七月底，已舉辦六百一十五場見學會，參與者達四千家公司、共計一萬兩千人以上，這數字讓我們自己都驚訝不已。

自從受到各企業關注，我們也成為大眾媒體的關注焦點，許多媒體要求採訪，次數多達數百次。我們只不過是一間小工廠，卻得到媒體如此青睞，試問誰能想得到呢？

見學人數增加為公司帶來了許多好處。其一，累積更多的人脈及新客戶，聽說許多人一有金屬模具的製作需求，就會想到枚岡合金工具，可見3S工廠見學會對公司的經營的確有所助益。當然，並非僅憑介紹就能得到訂單這麼簡單。對方會來確認模具的品質，如果無法打動對方，生意也談不成。但若說為了促成合作，需要特別向對方展示什麼，倒也沒有。

對方只是來工廠看看枚岡合金工具的樣子。一進工廠，不但看不到一點垃圾，還乾淨到閃閃發亮。產品和工具自不用說，連拖鞋等大小東西都擺得整整齊齊，員工對客戶的問候也爽朗有力。

「工廠這麼井然有序，產品品質想必嚴格控管。」對方自然會這樣信賴我們吧？他們看到產品，並參觀了廠房，就會下訂單。

整潔的工廠可說是最好的「推銷員」，也

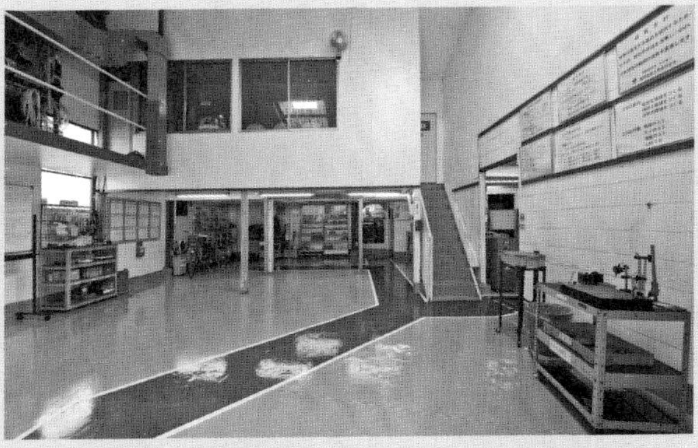

枚岡公司自推動 3S 活動起，保持一塵不染的明亮廠房。

是「最佳展示廳」。

從製物工廠到「育人工廠」

整理、整頓、清掃的習慣還解決了人才不足的煩惱。

中小企業一直苦於人才不足，我們也不例外，長期以來在招募人才方面吃盡苦頭。但3S活動經媒體披露，公司知名度大增，想來枚岡合金工具就職的人才也增加了。

之前，我們曾到高中職招募畢業生，卻乏人問津。自實行3S活動後，大阪府內公立高中職的老師甚至親自來公司商談學生的就業機會。二○○七年第一次有高中職應屆畢業生加入我們公司。現在，我們還針對高中職負責輔導學生就業的老師及高中生求職者，舉辦公司內部觀摩會。

二○一六年四月，模具作業現場首度招募到女性員工。雖然公司裡有女性辦公人員，但作業現場出現女性員工還是枚岡合金工具六十六年來的頭一回。對公司來說是個重大的里程碑。

不管在人才招募上花費多大力氣，如果不能讓人「想在這裡工作」，就無濟於事。慶幸的是，公司開始力行整理、整頓、清掃活動後，成功地讓員工對每日工作充滿成就感，除了完成自己份內工作，還養成了主動發現問題並尋求改善的能力。

枚岡合金工具被稱為「育人工廠」，正是因為我們公司徹底實行了整理、整頓、清掃活動，先打造一個能夠讓人成長的環境，自然會吸引想要成長、有企圖心的人在此集結，推動了良性循環。

推出「數位海豚」跨足ＩＴ業

整理、整頓、清掃衍生許多好處，其一就是促成了檔案管理系統「數位海豚」的問世。

我對電腦本來就很有興趣，接任社長前，從一九八三年左右開始，就曾為公司寫了一個涵蓋銷售、採購、訂貨管理、薪資計算及稅務申報的程式。大公司的系統開發只要外包就可以，但我們這種小工廠，自己能做的就要儘量做。

為管理四散在公司各處的資料，我設計了一個文件管理系統，將員工各自管理的資料（名片或研修資料等）電子化，以利共享、檢索。只要使用「4D」資料庫，輸入關鍵字就能立即找到所需資料。

這是專為我們公司開發的系統，一開始完全沒想過商品化，直到松下電器產業來見學，讚嘆：「這套系統要是問世，肯定能幫助許多企業。」一語驚醒夢中人，是他們發現了連我自己都沒意識到的公司「價值」。

不過當時我們公司還處在重建階段，所以並沒立刻落實。後來，隨著來工廠見學人數增加，公司業績也確實恢復了，我才開始設想如何將其商品化。

當時，我先到大阪商工會議所的地區中小企業扶助中心，諮詢申請「經營革新支援法」的資格認定。「經營革新支援法」是為協助那些進行經營改革的中小企業，透過自家公司開發的新產品或新技術，籌措資金及擴大銷售通路，並由都道府縣的知事進行認證。

據說補助金很難申請，但業務承辦人來我們公司審查時，一看到乾淨到發亮的工廠和充滿活力的員工，便給予3S活動高度評價，並核准了補助金。

二〇〇三年秋天，我們將文件管理系統再升級，並取名「數位海豚」，正式上市。身為一家金屬模具製作公司，IT商品成了我們成功開創第二產業的試金石。

截至二〇一六年三月底，「數位海豚」的業績占公司銷售額三〇%。值得感謝的是，這項新商品還榮獲了「大阪新領域獎——經營革新獎勵部門特別獎」、「ＩＴ經營百選最優秀獎」、「中小企業ＩＴ經營力大獎——審查委員會獎勵獎」等獎項。加上這項新商品在開發時，協同視覺設計、程式設計、通路開發、用戶支援等各領域專業人士一起合作，因此獲得日本經濟產業省高度評價，給予我們「新協作事業計畫」認證，一步步穩定成長為支持我們公司經營的基礎事業。

做夢都沒想到，我們公司能跨足ＩＴ事業。在我們自己尚未意識到之前，貫徹整理、整頓、清掃的習慣已為我們帶來擴展商機的智慧財富。

第二章

「徹底3S」的力量與深意

「徹底3S」帶來連鎖效應般的大翻轉，其實不是奇蹟，
而是員工在過程中找回對工作與環境的專注、感受與覺察力，
實實在在地成長了。
公司變強的秘密就在這裡。

3S非我獨創，也非我們公司特有，是日本全國各地都有企業都在推行的活動。一般人可能會以為3S單純意指「將物品排列整齊，並進行公司內部的掃除」，如此並未精準區分「整理」和「整頓」的差別。

簡單說明如下：

整理・四類物品

3S從「整理」開始，意指**「區分出需要和不需要的東西，並處理掉不需要的東西」**。

物品可分「活品」、「休品」、「半死品」、「死品」等四類，以區分是否需要保留。

「活品」：使用頻率高（四小時內會用到）

「休品」：五天內會用到

「半死品」：六個月內會用到

「死品」：六個月以上都沒用過

其中，「死品」是一定要處理掉，若無法售出或再利用，就當廢棄物處理。只保留「活品」在辦公桌或作業台附近，就能大大節省尋找物品的時間，提高產能。「休品」和「半死品」則收納在其它場所，並貼上紅色標籤，用到時再撕下標籤，若物品超過六個月還貼著紅色標籤，即為「死品」，價值再高，都要處理掉。

處理時難免會感到糾結，「好可惜啊！」、「也許有一天用得上？」一定要克服這種糾結感，前一章提到我們處置了兩噸多的設備及用品，就是靠這招**「紅色標籤法」**成功處理。

整頓・五項原則

處理掉無用之物後，接下來就是「整頓」，意指**「無論何時、何人，都可在第一時間找出所需之物，並維持這個狀態」**。

整頓有以下五項原則：

「定位」：根據工作動線，規定物品放置處，使用後務必物歸原位。

「定量」：只要先定好存放的最大量或最小量，就可一眼看出目前的使用情況。

「定向」：將物品按規定以平行、垂直、直角方向擺放，方便取用，整齊美觀。

「標示」：所有物品都標上品名。

「標籤」：在就定位的物品收納處貼上標籤，一目瞭然。

只要徹底執行這五個步驟，任何人都能立刻掌握現場的狀態。

像「白板筆在哪裡？」或「A 公司的合約在哪裡？」這類尋找物品的時間浪費，十分不利公司營運。透過徹底整頓，無論是誰都可在第一時間取得需要物品，省時又提高工作效率。

清掃・五個層次

最後一項是「清掃」，意指「保持零垃圾、無灰塵、無髒污、乾淨到發亮的狀態」。

清潔掃除的目標可分五個層次：

「垃圾」：可用雙手拾起，如大件垃圾、不需要的小物等。

「碎屑」：可用手指捏起，如紙屑、線頭等。

「灰塵」：風吹會揚起的懸浮物，如附著在空調濾網上的灰塵等。

「污垢」：需用抹布才能擦拭乾淨，如附著的油污等。

「一塵不染」：將地板擦亮到可以倒映出天花板的燈光。

按照大山先生的說法，「一塵不染」可再分三個等級，以工廠為例，分別是「亮到可反射天花板的燈光」、「可打赤腳走路」及「可直接躺在地上」。

清掃不僅可讓物件及場所變乾淨，還可及時發現設備、用品、機器、空間等的細微異常和問題，找出不良品，防患於未然。

消除3M：「無理」、「浪費」、「偏差」

日復一日的工作中，為了產生附加價值，員工努力做份內之事，這些都是有意義的時間。但也有很多諸如尋找工作所需物品，造成工作中斷等不能產生附加價值的「無用時間」。

東西會找不到，是因為使用後沒有物歸原處；辦公桌和櫃架雜亂無章，全因堆滿多餘的物品。若能徹底區分出需要與不需要的物品，並對前者進行「定位」、「定量」、「定向」、「標示」、「標籤」的整頓，就可消滅因「無理配置」造成的「時間浪費」和「工作偏差」，實現精省時間的革命。

造成時間浪費的三種情況，可簡稱為「3M」：

「無理」（日語 Muri）：沒道理的事

「浪費」（日語 Muda）：不能產生附加價值、或對任何人都沒好處的事情

「偏差」（日語 Mura）：有很多不穩定的偏差狀態

3M 必然耗損人力、物力、金錢、時間等有限經營資源，減損企業活動效能。透過力行 3S，可消滅公司內的 3M，提升工作效率，改善績效，提高產能，直接影響企業的獲利能力。

實際上，我們公司在實行 3S 活動前，每人每天至少花費三十分鐘在找東西上，一年就要花上「三十分鐘×二六八天＝八〇四〇分鐘＝一三四小時」，相當於一個月左右的勞動時間。換句話說，一年大約有一個月的時間，是浪費在完全沒有附加價值的行為（找東西）上，明顯是個亟待改善的大課題。現在員工在工廠不用十秒鐘、在辦公室則不用六秒鐘即可找到需要的東西，不但增進工作效率，降低庫存量，也提升業績發展。

整理訂單分出五級利潤率

一九九七年，公司第一次陷入創業以來的虧損，經過徹底實行3S後，在二〇〇二年度結算中，時隔五年終於恢復獲利。

當初讓公司陷入經營危機的主因是，訂單銳減，不得不接受低利潤訂單。為擺脫虧損，首要之務便是捨棄低利訂單，換言之，必須「整理」工作。

首先，要算出公司所有訂單的利潤率：

①確認每筆訂單從接單開始，到交貨所需花費的時間。

②根據所需的工作時間，從銷售額中扣除材料費、委外費用的毛利，算出每小時的利潤。

③將每小時的利潤分成五個層級，一萬日元以上為「A」、八千日元以上為「B」、六千日元以上為「C」、四千日元以上為「D」、其

它為「E」。

精算下來發現，有些訂單的利潤只有一千日元。我們在公司內部會議上發佈這個計算結果，整理並刪除D和E訂單。

順帶一提，能精算出每小時的利潤，全歸功於從二〇〇一年四月開始對每筆訂單進行條碼流程管理。當時是為了取得ISO9001的認證，必須對所有流程品質進行記錄。剛開始，用蓋章來進行管理，但因圖紙常被印泥染紅，便開始考慮採用「電子管理」。花了兩個月自主研發了條碼流程管理系統，以「何時（開始）」、「何處（哪道工序）」、「何人」、「做什麼（哪個模具）」、「何時（終結）」來記錄每個模具、每道工序是否合格，並藉此對工作項目進行「整理」，增加A～C級別的工作量，投入更多人力資源，提升業績及利潤。

至此，透過徹底「整頓」，消滅了資源的浪費，每個員工一年可省下一百三十個小時，進行更多高利潤的工作，讓公司成功轉虧為盈。

３Ｓ活動本身並不能直接產生利潤，所以，在執行３Ｓ活動後的兩年間，我們公司還是處於虧損狀態。但效果是一點一滴累積起來的，環境整理好了，員工充滿精神，工作效率也漸漸提高。另外，員工也養成了發現問題、尋求解決的習慣。

減少瑕疵品並延長產品使用年限

對於製造廠商來說，產品的品質是公司的命脈，就算爭取到訂單，若無法提供客戶滿意的產品，就沒有未來。只有不斷製作並提供客戶高品質的產品，公司收益才會穩定。

３Ｓ對提升產品的品質，也會發揮效益。透過每天的清掃提升了員工的覺察力，員工自然會提出各種意見，也更自發自動起來，產生不可思議的成果。漸漸的，不良品就減少了。

瑕疵品和客訴關乎公司信譽，成因可從４Ｍ來檢討，分別是「Man

（人）」、「Machine（機器）」、「Material（材料）」及「Method（方法）」。透過 3S 活動，讓員工更有覺察力，就會更願意著手整頓工作環境，對於細微的失誤，也變得敏感，一旦有問題馬上改善，人為失誤大大減少，也降低機器和材料出問題的比例，客訴及瑕疵品減少了七成。

另外，每天抱著感恩之心清掃工具機，有助於發現漏油和異音等細微問題，在故障前進行維修保養，延長機器的使用壽命。

我們公司使用的「圓筒磨床」，一般使用年限是二十年，現已使用超過四十年還正常運作。保養得宜的機器製作出來的模具，客戶端也還在使用，有客戶寫信告訴我：「通常只能用十萬次左右（一個模具使用的次數），但枚岡的產品可使用到兩百五十萬次。」雖然我們的模具屬超硬合金，但使用年限延長二十五倍，令人非常驚訝，更有使用次數達一千萬次的模具。我們公司的模具壽命，在推動 3S 活動後，平均比之前延長了十倍左右，大幅提升客戶滿意度。

減輕庫存壓力也活絡資金運轉

3S也可運用在庫存管理。

之前拿到模具訂單，無論交期長短，都會一次購足所需材料，因為統一採購價格較便宜。例如，接到一筆三個月後要交貨十二個模具的訂單，就會一起採購十二個模具所需的材料，乍看會覺得大量採購較為經濟實惠，但實行3S活動後，發現潛藏著無形的浪費、無理、偏差等問題。

首先，當下使用不到的庫存品會占掉許多空間，以「三個月交期的十二個模具」訂單為例，每月可生產的數量為四個，也就是說，十二個中有一半以上的材料會成為庫存品，不只占據空間，為避免妨礙到其它工作，還需花功夫搬來搬去。

另外，從材料成本來說，一次購足十二個模具的費用對中小企業來說，資金壓力可謂不小。「因為便宜所以一次採購」的想法，從3S的角度來看，非但不經濟，還會造成空間浪費、增加庫管及資金壓力。

為解決這樣的問題，我們改採「單件採購」的方式，就是「僅採購當下需要製作的材料」。遇到「十二個模具三個月交貨」的訂單，就分開採購材料，這個月採購四個模具的材料，下個月再採購四個，下下個月再採購四個。徹底執行「製作現場只放當下需要的材料」，不但可成功壓縮流通庫存，節省庫存空間與管理成本，也能把一個月全押在材料上的費用，分成三個月支付，活絡資金運用。

從「物品和場所」貫徹到「資訊與心靈」

執行3S活動時，我特別在意**「徹底」**。

「徹底」意指要從頭到尾接近百分百完美，不光看得見的地方，看不見的地方也必須清理乾淨，才算真正乾淨。不能只滿足現狀地認為「這樣就夠了」，還要進一步用心探索是否有更有趣、更簡單的改善方法？並付諸行動、持之以恆。

3S 活動沒有終點，必須全體員工一起認真做；也不能只聽命行事，必須自動自發，無論有沒有人看到都要自主堅持。

枚岡合金工具推動 3S 活動已超過二十年，仍稱不上完美，還大有進步空間。至今，每天、每週、每月，我們公司全體員工仍會一起進行 3S 活動，落實「徹底」的真正意義。

枚岡合金工具的 3S 活動，最初只限於「物品和場所」的整理、整頓、清掃，但在徹底 3S 過程中，出現了意想不到的延伸，就是「資訊 3S」。

一開始的物品 3S 活動，我們完成了文件的整理與整頓，但不以此為滿足，進一步以「徹底 3S」自勉，嘗試找出更有效率的文件管理方式，果然發現了更好的方法。

在此之前，有數萬份的「品管紀錄圖紙」被當作「寶山」留了下來。所謂「品管紀錄圖紙」是模具交貨前的詳細品管紀錄，填上生產階段從條碼流程管理系統獲取的序號，約三百多頁為一本，整齊地擺放架上，並就歸類的位置標示不同的序號。若有客戶要查詢，流程上得先在條碼管理系統中搜尋序號，然後根據序號來到架前，找到對應的本子，在三百多頁中一頁頁翻閱尋找正確的圖紙，每次費時約十分鐘，並不符合「無論何時、何人都能在六十秒內找到」的原則。

我們很快就發現問題所在：不能將圖紙視為文件、單據等「物品」，而應視其為「資訊」，因此決定推動「資訊 3S」，利用獨家開發的檔案管理系統「數位海豚」，定出「無論是誰都可在三秒內找到」的目標。

此外，3S 活動還能提升員工的感受力，改變他們對公司及工作的想法。

從前就算滿地菸蒂，物架雜亂無章，也沒人在意，覺得「這樣理所當然」；但進行「徹底３Ｓ」後，地板閃閃發光，物架整整齊齊，大家的感受力都變強了，一看到有不整齊或髒污，就會自動整理、整頓、清掃，並且心想「能不能再做得更好」，這個心態的變化非常重要。而努力打掃地板和機器，出一身汗，還有一種心情上的爽快感，可謂回饋掃除者的「大獎賞」。

懷抱感恩之心進行３Ｓ活動，可使心跳加快、促進血流循環、釋放壓力，讓人卸下心中負擔，重新找回真正的自我。而若能進一步感受到地板和機器也反過來對清掃者表達感謝，３Ｓ活動就會轉化為無上的喜悅。

我們公司恢復盈利最直接的原因，雖是將人力資源精準投入高利潤的工作項目中，但我認為最根本之處是，透過３Ｓ活動變化了員工的心態與覺察感受力，員工成長了，自然會有「讓公司更好」的想法創意，提升公司的業績。

一、整理

區分出需要和不需要的東西，並處理掉不需要的東西。
物品可分以下四類：

活品
使用頻率高，
四小時內會用到

休品
五天內會用到

半死品
六個月內會用到

死品
六個月以上都沒用過

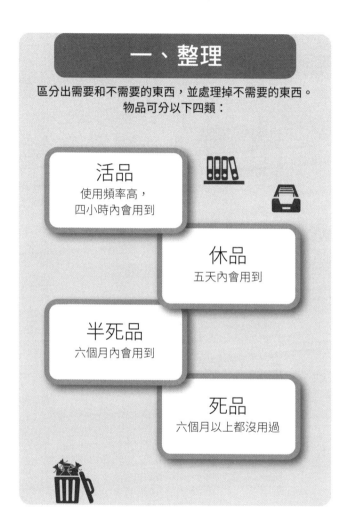

二、整頓

無論何時、何人，都可在第一時間找出所需之物，並維持這個狀態。
五項原則如下：

定位

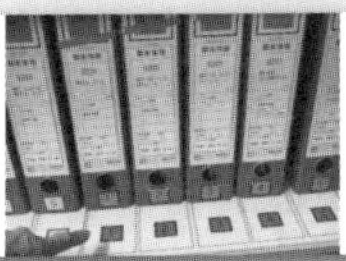

根據工作動線，規定物品放置處，使用後務必物歸原位。

定量

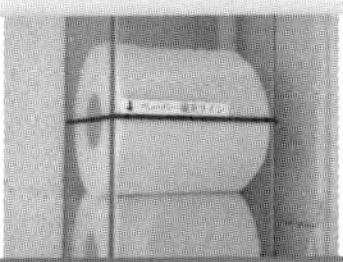

只要先定好存放的最大量或最小量，就可一眼看出目前的使用情況。

定向

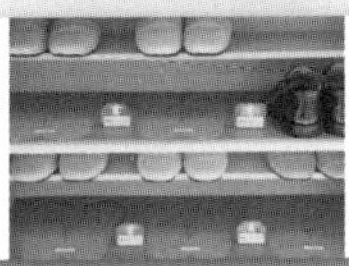

將物品按規定以平行、垂直、直角方向擺放，方便取用，整齊美觀。

標示

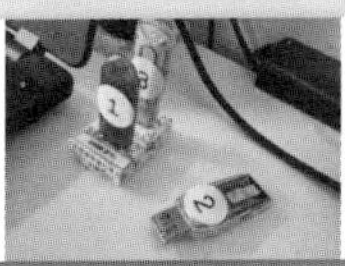

所有物品都標上品名。

標籤

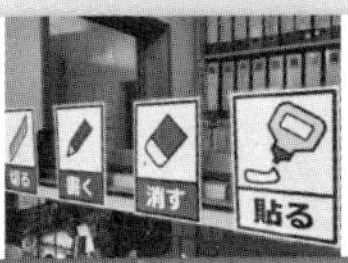

在就定位的物品收納處貼上標籤，一目瞭然。

三、清掃

保持零垃圾、無灰塵、無髒污、乾淨到發亮的狀態，掃除的內容分以下五種：

垃圾	可用雙手拾起，如大件垃圾、不需要的小物等。
碎屑	可用手指捏起，如紙屑、線頭等。
灰塵	風吹會揚起的懸浮物，如附著在空調濾網上的灰塵等。
污垢	需用抹布才能擦拭乾淨，如附著的油污等。
一塵不染	將地板擦亮到可以倒映出天花板的燈光。

第三章

便捷活潑的職場公園

【物品和場所3S】

枚岡合金工具推展3S活動多年來，
每天晨會後，不分職別部門，社長也不例外，
全員一起，親手擦地板十分鐘。
地板乾淨了，雜亂的文件櫃就顯得刺眼；
文件排列整齊了，就會想更好的管理辦法。
後來員工紛紛主動優化3S，
竟把工具收納區裝置成有趣的「公園」。

首先，介紹我們公司最先實行的「物品和場所的徹底３Ｓ」活動。之前，公司所有東西都是「屬人管理」（以人為前提來考慮問題）的方式，呈現一種無效率的混亂狀態。代表性的例子就是**「車床用鑽頭架」**。

車床用鑽頭的規格約有上百種，大致分類散放在三層架上，使用時，靠師傅們的經驗先取出再確認大小。如果剛好合用，就直接使用，如果不對，再找其它規格的鑽頭，然後再次確認大小，這樣反覆多次。在取放的過程中，因為沒固定位置，常要多次翻找同一個地方。

每次上工最少要先花三到六分鐘時間找鑽頭，之後才能開始工作，有時甚至要找超過三十分鐘，結果找鑽頭的時間還比實際使用的時間長，完全是浪費時間。

雖然知道合用的鑽頭就在廠房裡，但若遍尋不著也只好再次購買。等年終大掃除時，就會在層架角落某個想不到的地方找到，最後就是多花錢，又浪費空間來堆放多餘的鑽頭。

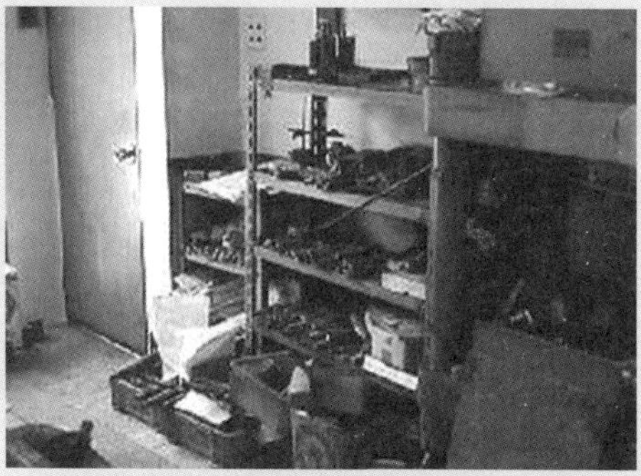

（改善前）

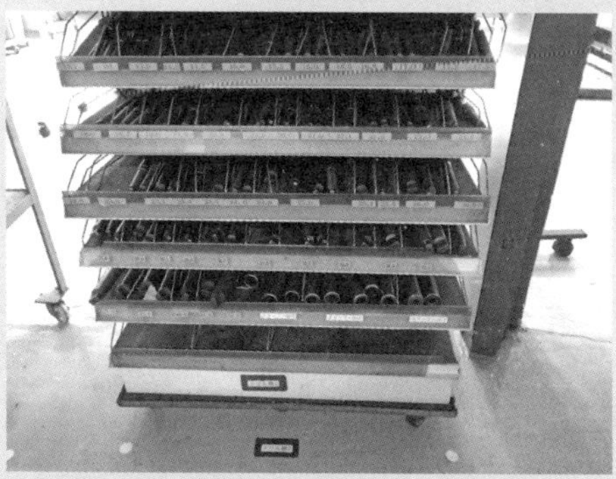

（改善後）

透過妥善整理，減少工具的搜尋時間，一年可省下 130 個小時之多，圖為車床用鑽頭收納方式改善前後對照。

廠房的利潤來源——**「作業台」**周圍也是雜亂無章。車床用鑽頭散亂在檯面上，未完工的金屬模具直接放在地上。工作手套和軟管隨意丟在壓力機附近，一旁放著掃帚和畚箕，還有一個充當垃圾桶的十公升鐵桶。

作業台由現場工匠管理，雖然他本人可能很清楚每樣東西的位置，但其他人想用時就必須從頭找起。而且，若被他人動用過後，連管理的人也會有「那個鑽頭應該是放在這裡啊？有誰看到了嗎？」這樣的疑問，非常沒有效率。

不只工廠內，**「辦公桌抽屜」**也是，原子筆、剪刀、釘書機等文具用品隨意亂放，完全沒固定位置。

文具用品是辦公必需品，以前由員工自己依需求購買，在還沒進行整理、整頓之前，與其讓員工四處找文具來用，不如全部先買回來。結果和車床用鑽頭一樣，到了年終大掃除時，就翻出一堆沒用到的多餘文具用品。

還有**「檔案櫃裡的文件夾」**，雖然書背都標註了文件名稱，但每個人的擺放方式各有不同，必須站在檔案櫃前一個一個尋找。文件夾名稱的訂定方式也不統一，全憑製作者自己決定，所以其他人覺得「是這本吧」，取出打開後卻發現並非要找的文件，這也是常有的事。

「照明開關」也是如此，由於無法一眼辨別哪個開關負責哪個區域，也會產生浪費。比如說，想打開自己辦公桌附近的燈，只能先開再說，錯了就關掉再試別的，不但浪費時間，反覆開關瞬間導致電力的浪費，也損耗燈具壽命。

「廠房地板」上則全是髒污，表面凹凸不平，垃圾灰塵一旦落進凹陷處，若只用掃把稍微掃一下，是沒辦法清掃乾淨的，索性就放著不管，也沒有擦地板。

況且當時地面尚未塗裝，只是混凝土，師傅工作時會直接把菸蒂丟在地上，因為覺得停下手上工作去扔菸蒂，太浪費時間。雖然他們會在午休或下班前把菸蒂掃起來扔掉，但直接把菸蒂丟地上還是不應該。

「工廠的天花板」也滿是黑漆漆的油污，即便開了日光燈，還是很昏暗。

由此可見，以前我們公司的廠房跟辦公室都是處在這種混亂的狀態，其雜亂、浪費一言難盡。工廠的清潔工作交給師傅，辦公室則由辦公室員工負責，沒硬性規定，這是典型「屬人管理」的方式，由打掃的人自己決定，如果覺得「不打掃會影響到工作」，可能會打掃一下，但若一忙起來，就顧不上打掃了。

只有親自打掃，才能清楚每樣東西的位置，有時還不見得知道。每人每年要浪費多達一百三十個小時找東西，若沒找到，還得多花錢再買新的。

從前我對這些細節渾然不覺，一心以為只要做好生產及經營管理，公司就能順利運作，結果隨著經濟泡沫化、景氣惡化，公司業績也一落千丈。

「整理」物品務必堅守原則、無一例外

公司存放大量用不到的東西，即便進行整頓和打掃，也是做白工，毫無效率可言。因此，首要之務是區分需要和不需要的東西，並把不需要的東西扔掉或賣掉，這就是「整理」。

為了進行物品的整理，我們採取**「紅色標籤法」**的作戰策略。將公司物品分成「活品」、「休品」、「半死品」、「死品」四種，超過六個月沒用到就是「死品」，全都要處理掉。

整理物品的重點是「定出死品的處理期限」。

我們將「六個月以上沒用過的東西」當作死品處理掉。工廠見學會和３Ｓ的諮詢會上，常有人詢問：「為何以六個月為限？」

實際上，以六個月為限來界定死品並無特別的理由，也可以限定一年或兩年，或短則三個月。期限由各公司自由限定，重點是要定出明確的時限，否則無法有效進行處理。

「處理物品的規則」也很重要，我們公司當時只有十幾個員工，規則也很簡單，就是在所有物件上貼上標籤，用到時就把標籤撕掉，六個月後標籤還在的物品（死品），就交給專業人員處理掉。

若是規模較大的公司，處裡的過程就需遵循相應的手續，事先制定全公司通用的規則，才能順利處理掉不用的物品，這一點尤為重要。

物品整理上，最重要的是堅守原則、無一例外。

經過「紅色標籤法」檢測後，鋸床被歸類為死品，好多員工都表示，「不一定什麼時候會用到吧」。父親也強烈譴責：「為什麼要扔掉？別這麼浪費！」這些抵抗、反對的聲音讓我一度想「例外」一次，「大家都這麼覺得，要不就留下鋸床呢？」

如果那時我破例一次，3S 活動可能就會半途而廢，公司業績也沒辦法恢復了吧。

多虧我弟弟義福推了我一把說：「哥哥，不扔的話，3S 活動可就夭折了啊！」

惜物是好事，因此諸如「以後用得到」、「扔掉多可惜」這樣的話聽起來很有道理，但惜物精神有時會妨礙 3S 活動，產生各種浪費，最後導致公司業績低迷。

現在的我身為諮詢顧問，指導許多企業進行 3S 活動，但從前的我也不擅長整理、整頓，抽屜亂七八糟。那時候，我就是覺得「把東西扔了怪可惜的」。

現在回想起來，那時我沒有明確地區分出需要和不要的東西，一味想著「扔掉可惜」、「某天還用得上」，把東西全收進抽屜，因為每樣東西都是花錢買的，我不想浪費。但是，所謂的「某天」永遠不會到來，反而是因為有用與沒用的東西全混在一起，要用時還得花時間找，從而浪費許多時間。

因此，整理時不要受到不捨情緒影響，要遵循自己定下的規則，毫無例外地處理掉，這一點很重要。

最重要的是，在那一瞬間，毫不猶豫地確定「這是我需要的東西」，一有猶豫就扔掉，此乃整理鐵律。

「整頓」物品需要根據五項法則

物品都整理好後，接下來就要整頓身邊頻繁使用到的「活品」了。

整頓五法是「定位」、「定量」、「定向」、「標示」、「標籤」，根據此五項法則決定東西的「住址」。

以下介紹如何透過整頓，改變人治管理下的混亂狀態。

◎「工廠／車床用鑽頭架」

將車床用鑽頭的大小分別「標示」出來，整齊擺放在超商用的多層陳列架上，再貼上「標籤」標示清楚，這工作花了我和廠長整整兩天時間。

整頓後，發現許多無用的鑽頭套筒（將鑽頭固定在車床時使用的支架）。原本，鑽頭和套筒在使用中才會套在一起，但收納時有些鑽頭套筒沒被取下，還套在鑽頭上。如此一來，下次使用前還要把套在別個鑽頭上的套筒取下，再套到這個鑽頭上，諸如此類的動作不但費勁，也非常沒效率。

整頓後竟發現超過三分之二的鑽頭套筒都是重複多餘的。因此，重新制定使用規則，鑽頭套筒一定要取下，與鑽頭分類收納，這樣下次使用時，就能立刻取得所需的鑽頭和套筒了。

◎「工廠／牆上的工具」

我們下了不少功夫把常用工具掛在牆上，並按照每個工具的輪廓形狀畫在牆上，進行「形跡管理」，或貼上物品照片，進行「圖像管理」。收納時一目瞭然，還能縮短作業時間、節省空間，並且可立即看出工廠內哪些工具正在使用中。

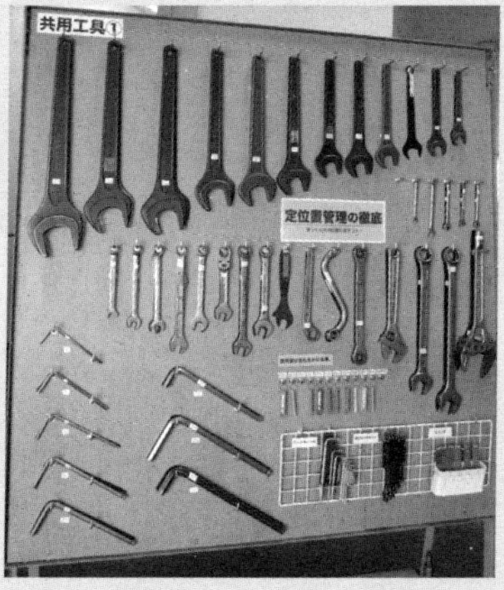

將工具掛在牆上，不但節省空間，收納位置也一目瞭然。

（松田安鐵工所提供）

◎「工廠／工具類消耗品架」

工具類的消耗品也掛在牆上，進行統一管理。

決定消耗品的庫存量後，個別裝入透明袋中吊在牆上，背後掛著寫上「請用傳真下單」字樣的透明袋，內放傳真用紙，後面多掛一個或幾

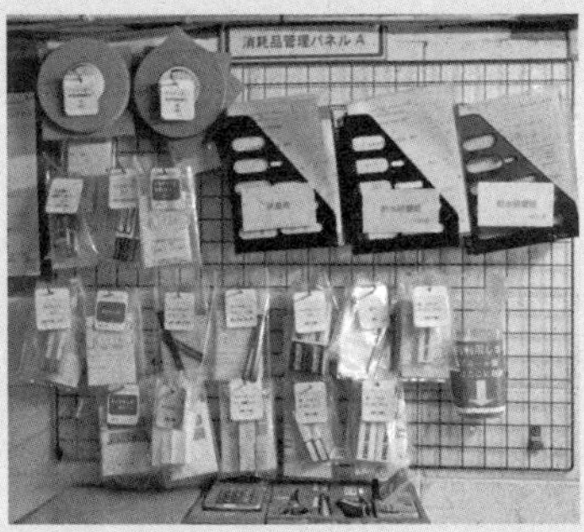

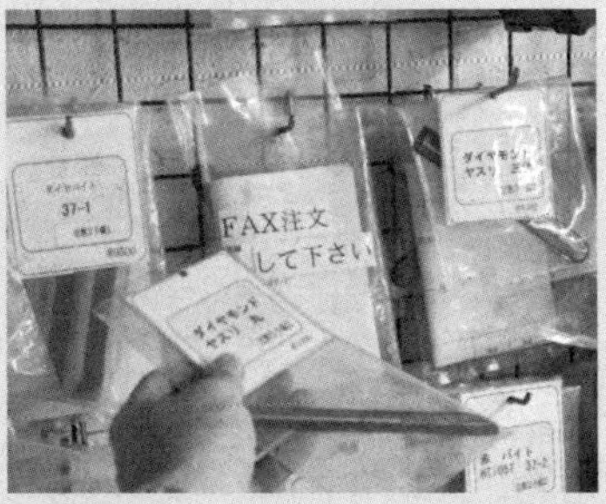

利用工具架進行庫存定量統一管理（上圖），一旦用到最低庫存，立即傳真下單（下圖）。

個備用品。

一旦庫存用盡馬上就能發現，進行補充。下單後就把標示「請用傳真下單」的透明袋翻轉過來，秀出「傳真下單中」的字樣，這樣一看就知道目前待貨中，並有備品可用，不致出現缺貨、中斷作業。

◎「辦公室／抽屜」

辦公桌的抽屜裡鋪上海綿，把每日會用到的文具，按形狀挖洞放置，讓文具固定「放在何處」、「放什麼」、「怎麼放」（＝定位、定向）。

不放置多餘的物品，只擺放固定數量的東西，就是「定量」。一旦庫存用盡，便可一目瞭然。而且，從抽屜裡取用東西時，也不會弄亂其它文具用品。

也可把照片放在挖除文具形狀的海綿底層，並貼上標籤，收納時更清楚明確（＝標示、標籤）。

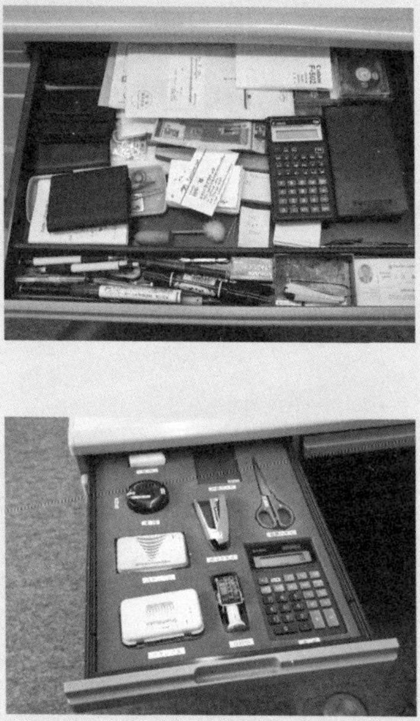

改善前（上圖）後（下圖）的辦公桌抽屜對照圖，物品一目瞭然，取用更便利。

◎「辦公室／文具庫存」

依個人需求購買的文具用品全部改為共用，庫存放在專用架上進行統一管理。這個架子本是一張個人電腦桌，用來充當文具庫存架，架上擺放著用塑膠瓶裁剪成合適大小的文具容器，按用途分成「切」、「寫」、

「擦」、「貼」、「卷」、「止」（把東西固定的文具，如釘書機、迴紋針、夾子等）幾類，容器外貼上插圖標籤，分類收納不同文具用品。

規定好消耗品庫存的最大量和最小量，一旦低於最小量，就購買最大範圍內的定量個數加以補充。以前是由個人進行購買補充，由於「多買些可降低單價」，所以明明只需要一個，卻經常一次買了許多。結果，未用完的消耗品庫存不斷增加，造成空間和經費的浪費。現在，將庫存共有化，就能減少不必要的採購，庫存量比以前減少一半以上。

◎「辦公室／檔案櫃」

除了收納機密文件的檔案櫃外，辦公室內所有櫃門都拆掉，省去開關櫃門的功夫，也方便拿取。如果每天把辦公室打掃乾淨，沒有櫃門也不用擔心文件堆積灰塵。

每份文件檔案都有固定位置，架上和檔案夾上都會標註「地址」，

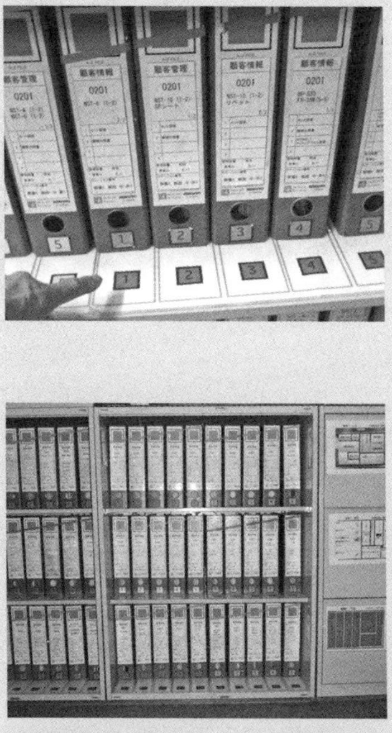

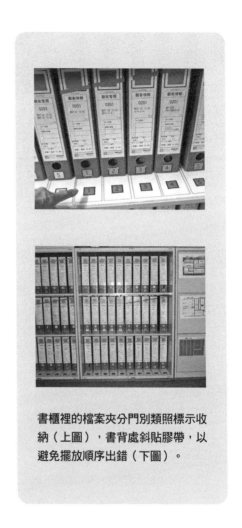

書櫃裡的檔案夾分門別類照標示收納（上圖），書背處斜貼膠帶，以避免擺放順序出錯（下圖）。

所以即便是新進員工，也能馬上找到文件的位置。

檔案夾的直立書背處還會斜貼膠帶，一眼就能看出擺放順序是否有誤。

◎「辦公室／低層檔案櫃」

辦公時需要常使用的檔案櫃放在辦公桌之間，這樣兩邊都方便取出文件，在檔案夾沒有書背那一側的下方寫上標題。

個人的快遞和傳真也都分開放在這個櫃子的立式文件盒裡，每個立式文件盒的書背都貼有不同動物的照片，如此便能精準地區分檔案夾的放置位置（見下圖）。

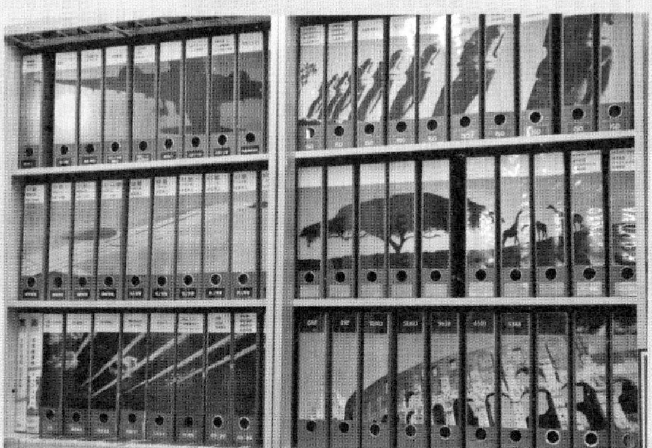

在書背上貼上動物圖片，兼顧美觀與便利收納。

◎**「辦公室／冰箱」**

冰箱門上用磁鐵貼著冰箱內容物的照片。東西用完後，就把該照片移到冰箱上方的白板上。採購時直接拿白板上的照片去買，就不會遺漏。銷售的店鋪也會展示商品照片供對照，所以即便是新人也能順利採買不出錯。

◎**「辦公室／日用品的庫存收納庫」**

冰箱旁有放置日用品的收納庫，上面貼有庫存品照片，收納庫規定只能收納照片上的物品，以防採購時買到非必要物品。架上掛著護貝好的訂貨單，若庫存用光，就能立刻下單。

◎**「辦公室／帶門小櫃」**

把影印紙和型錄等使用率低的物品收納在有門的小櫃裡，櫃門外側貼著物品照片，如此一來，不用打開櫃門，也能知道裡面存放什麼東西。

像影印紙這類一旦缺少就會妨礙工作進度的物品，要規定一個定量，並標示紅線，當庫存低於紅線時就要採購，這樣誰都能夠一目瞭然。

◎**「辦公室／照明開關」**

照明方面，開燈瞬間是最費電的，有時往往只想打開辦公室某區的電燈，「不是這個」、「不是那個」，卻必須不斷反覆開關，浪費時間。為防止開錯燈，用不同的顏色區分標示每個區域電燈的開關，清楚明瞭，省時又省電。

◎**「研修室／桌椅」**

研修室的桌椅位置也要固定，在地板和桌腳上貼上相應的字母，就能迅速整理好。同樣的，桌子和椅子也有相對應的字母，就算椅子被挪往它處，收拾時也能快速歸位。

◎「研修室／收納櫃」

研修室裡大型收納櫃的三片式拉門上也斜貼了膠帶，若櫃門沒關好，斜貼的膠帶就明顯不成一條直線，很容易發現並可隨手把櫃門關好。

櫃門上也貼有櫃內物品的照片，不需一一打開確認，就能知道櫃內收納的物品。

◎「玄關／鞋櫃」

鞋櫃裡貼著挖空鞋子形狀的薄墊，擺放時就會順手把鞋子擺在挖空處，這也是一種「形跡管理」。鞋櫃上方貼有展示擺放方式的照片，首度來訪的客人也不會出錯。

「清掃」場所首重每天、親手、分區、一起行動

每天早會後，全體員工會花十分鐘來擦地板。

工廠和辦公室共分六個區域，一次徹底清潔一個區域。理想的狀態是，就算是金屬模具製作工廠，也能赤腳走在廠內地上，目標是把工作區域的每一寸地板都磨到最高程度的光亮。

重點在**「每天」**、**「全體員工」**、**「親手」**擦拭**「一個區域」**。

◎每天

也許有讀者會想，「不用每天吧，等明顯變髒再擦不就好了嗎？」但重點就是每天做，因為一旦出現一個垃圾，馬上就會聚集其它垃圾。

比如說，有人在公園長椅上扔了一個垃圾，下一個人看到也會在那裡丟垃圾。不一會兒，垃圾就會堆積成山。這是因為一旦出現了垃圾，

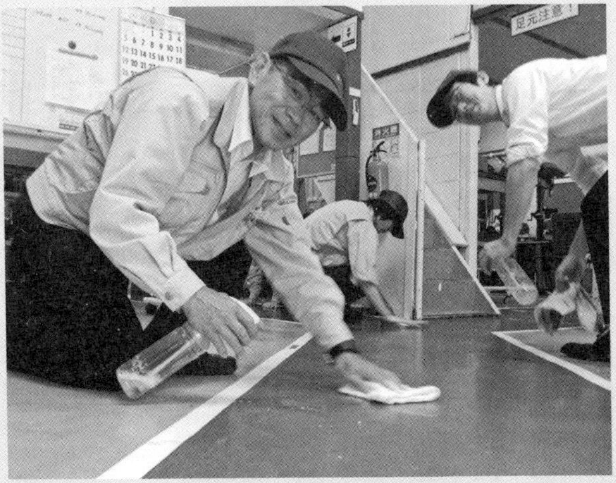

每天早上十分鐘，全體員工一起擦地，讓公司團隊更有向心力。

人們對於扔垃圾的克制感就消失了。

因此，在我們公司每天都要打掃，不放過一個垃圾或一點髒污，防患於未然。

◎全體員工

想要提升公司業績，重要的是全體員工朝目標一致前行。話雖如此，但要做到「員工一心」這點是很困難的，許多經營者在凝聚人心上也是煞費苦心。

怎樣才能讓員工朝共同目標砥礪前行呢?最有效的方法就是「一起行動」，每天的打掃時間就是大家一起行動的時間。

同一時間、空間集結全體員工的力量，不僅能保持職場環境的清潔，還能培養員工的團隊意識。一起行動能提升員工的幹勁，互相刺激並活化彼此潛意識裡的認同感。

◎一個區域

一區一區進行能夠增加打掃的成就感。

我們公司共分六個區域，每天打掃一區，「今天掃A區」、「明天掃B區」，像這樣按順序進行。

打掃時間只有每天早上十分鐘，如果要全部打掃是不可能的，這樣常落得半途而廢，無法產生成就感。

把公司分區，全體員工一起徹底打掃一個區域的每一寸面積，馬上就能煥然一新，立竿見影，產生強烈的成就感，激勵員工精神。

此外，藉由分區打掃，也能讓平常分散在各崗位的員工聚在一起。因為每一個區域面積都很狹小，即便是我們這樣的小公司，當員工全聚在同一個區域，人口密度增加了，大家肩並肩地打掃，自然也會促進互動交流。

「昨天那件事怎麼樣了？」

「掃除工具這樣改善一下會更好吧？」

員工在互動中自然而然地談到對工作和 3S 活動的想法，互相激發熱情。

◎親手擦地

親手擦地是有意義的。

手拿抹布使勁擦地，就算一丁點兒磨痕或坑窪都能感受到。不僅要認真打掃辦公桌、櫃子及工具機，還要趴在地上仔細地擦拭工廠的地板到發亮的程度，這樣一來，就能注意到平時走動時注意不到的問題，進一步下功夫改善。打掃能對全公司施行地毯式檢查，有助防患意外事故。

保養機具維護工作安全與產品品質

打掃後進行工作前的檢查時，也要把工具機等「物品」徹底擦拭清潔。此時，不僅要動手清潔乾淨，也要徹底觀察其外觀、狀態。

必須確認機器運轉時的齒輪轉動聲及震動，如果缺少潤滑油，就會產生摩擦聲，震動也比往常強烈。

如果放任這些細微的變化不管，會加速齒輪磨損，最後導致整個機具損壞。工具機不能正常運作，製作出的金屬模具品質就會不良，可見若忽略了機具的維護保養，會給公司帶來嚴重的風險。

每天都認真打掃的話，一丁點兒的異常就能即時被發現，並在發生問題前維護保養，可延長工具機的使用壽命，並製作出高品質的金屬模具。如前所述，如此一來能減少七成的客訴及不合格品，讓金屬模具的使用年限平均延長到原來的十倍，這些都是徹底打掃的成果。

用膠帶清查髒污來源

垃圾、塵土、飛灰、髒污都一定會有「源頭」，查明垃圾和髒污的來源，從根本上讓公司變乾淨，就能讓打掃事半功倍。

我們公司為了找到垃圾和髒污的本源，用以下方法徹底檢查整個廠房：

①撕一段長約十公分的封箱膠帶，黏在地上再撕起來，把地上的垃圾、塵土、飛灰、髒污全黏起來。

②膠帶上標示沾黏的地點和時間。

③再將黏有髒污的膠帶條貼在廠區平面圖上。

這樣一來，垃圾、塵土、飛灰、髒污的分布便一目瞭然。再進一步分析「這黑色的東西是什麼」、「這是哪裡來的」，就能查明來源，進行有效的打掃。

如果垃圾和髒污集中出現在特定機具或地點，有可能是設備老化或即將發生大問題的預兆，所以一定要仔細檢查提防。

大型機具加裝活動腳輪

又重又大的物件無法輕易移動，因此很難打掃底部及物件間的空隙，常常在搬遷或變更陳設時，一移開才發現藏污納垢。

或許有人覺得「反正下面的縫隙看不到，髒了也沒關係」。但看不到的地方也要徹底打掃乾淨是「徹底3S」的鐵律，當看不到的地方都變乾淨了，整個公司才能更乾淨。

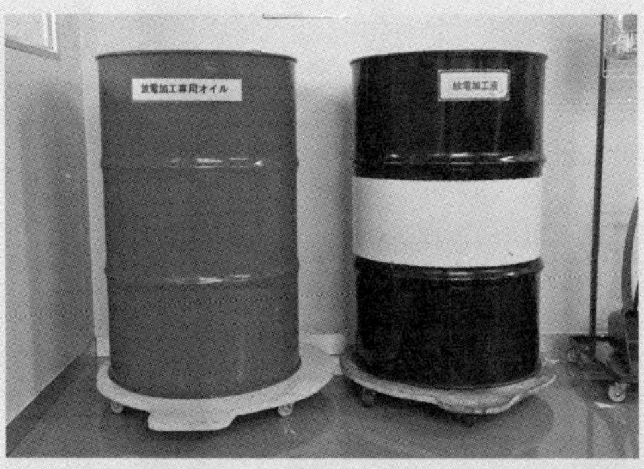

重物裝上腳輪板，就能輕鬆移動，清掃及佈置都更便利。

因此，除了工具機，其它重物都加裝了腳輪板，一個人也能輕鬆移動這些重物，把角落打掃乾淨。

物件加裝腳輪不僅便於打掃，陳設配置也更容易調整，非常推薦。辦公室內的佈置最好每年定期變更兩三回，以保持空間整潔。跨部門大規模改動佈置會耗費較多時間和金錢，因此各部門自行改動佈置即可。只要稍加改變辦公桌和櫃位的配置，就能提高打掃的效果，也能改變心情，跳脫保守的觀點和思考框架，激發創意。

多次摸索後決定用全白抹布

用心打掃，就必須講究掃除工具。選擇適合自己公司的打掃工具能更有效率地打掃。

市面上能輕易買到的掃除商品並非完全合適，我們不斷摸索適合公司打掃的工具和方式，如清潔地板用的是Simple Green清潔劑、科技（密胺）海綿和全白抹布這三樣。

Simple Green 清潔劑還算環保，使用時加水稀釋，可配合髒污程度和地點改變濃度。

科技海綿的微小粒子能夠擦除髒污，抹布擦不起來的髒污也能輕易地擦乾淨。超市有賣一種叫做「激落君」的海綿，就是科技海綿。

使用全白抹布更能發現細微的髒污，拿一條擦成灰色的抹布來清潔，很難確保清潔過的地方是否真的乾淨。髒掉的抹布還可能沾污到原本要清潔的地方，務必使用潔淨的打掃工具才能確認打掃品質。

打掃後要把工具清洗乾淨，整齊擺放在通風處晾乾再收起來。抹布要洗上七回，直到乾淨到能拿來擦臉的程度，風乾後才收起來。

用全白的抹布來打掃，是經過多次摸索後決定的。一開始我們是用紙巾擦，結果來工廠見學的人指出「紙巾不環保」，於是改用一片三十日元由回收衣物、毛巾製成的碎布來擦地，為此每年花費幾十萬日元租用這些碎布，但碎布上殘留的油脂成分反而會弄髒地板，沾到手還會有臭味。後來，我們改用舊擦手巾，最後替換成白抹布。

擦拭機器設備的細部時，淘汰不用的牙刷也能派上用場，若遇到手搆不到的深處污垢時，還可在牙刷上加綁長手柄，花心思下功夫，做出簡便好用的掃除工具。

這些工具都收納在櫃子裡，並分置在由塑膠瓶剪裁成大小適中的自製容器中，不用多花錢。

3S活動可不斷深入優化

在第二章，我們將「貫徹執行整理、整頓、清掃以接近百分百的完美」定義為「徹底3S」。為此，不能滿足於現狀，必須持續動腦思考「是不是有更有趣的改善方法？更簡單的清掃方法？」並持續付諸行動。

比如說，一開始為了讓辦公室書架上的檔案夾能正確歸位，就在檔案夾書背處斜貼膠帶，後來有員工覺得太乏味，進而改用知名的橫幅照片，如「復活島的摩艾石像」、「非洲熱帶草原的夕陽」、「巨大的摩天輪」、「富士山和向日葵」等圖，切分十份拼貼在整排直立書背上。如果十個檔案夾的順序擺放正確，那就會看到完整的照片；如果順序不對，或少了某一本，照片會明顯不完整，員工自然會想將「檔案夾放回原位」。比起斜貼的膠帶，照片更加賞心悅目。

辦公室裡的「個人立式檔案盒」以前只在書背上貼各員工姓名，現在則貼著員工各自喜歡的動物照片。超過十個檔案盒一字整齊排開，就可見一整排動物照片，令人心情愉悅。順帶一提，我的檔案盒上貼的是「海豚」照片（見下頁圖）。

「工廠的工具掛壁」方面，以前只按照各工具進行形跡管理及圖像管理，太過一板一眼，後來員工仿照電影《侏羅紀公園》的Logo，掛上了「工具公園」、「3S公園」等木牌，並在旁邊裝飾了熱帶植物的葉子，

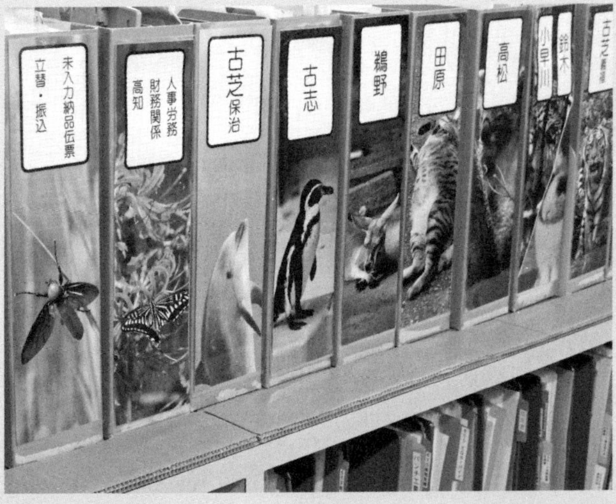

每個員工的檔案盒上，除了標註姓名，還貼上自己喜歡的動物圖片。

營造出公園的氛圍。

一開始我們只是按照大山先生指導的方式進行 3S 活動，不知從何時起，員工開始提出自己的想法，抱著輕鬆愉悅的心情參與。我覺得，這就是員工自主思考的證據，因此新的點子才會接二連三產生，促進 3S 活動的優化發展。

枚岡合金工具實施 3S 活動，至今已超過二十年，仍有許多可改善之處，但意義與樂趣也正在於此。

第四章

合創共享的公司資產

【資訊3S】

在例行徹底3S過程中，我們開發了「數位海豚」電子資料管理系統，原本只供自己使用，沒想到後來變成我們重要的「副業」，有超過一百家企業選用了「數位海豚」。

資訊的整理、整頓、清掃，不但節省了十倍找資料的時間，也讓員工一起豐富公司資料庫，分享應用累積的經驗智慧。

開始本章之前，讓我們先確認以下兩件事。

首先，請數數您的電腦桌面上有幾個檔案圖示？

我在一次演講中詢問現場一百三十人，「電腦桌面上有多少個檔案圖示呢？」結果，只有三個人的桌面檔案不到十個，一般都多過十個，有些人甚至還塞滿三、四十個檔案。

其次，請問要找到一個檔案需打開多少個資料夾呢？

比如說，為了找到「二〇一六年四月十五日交貨給C公司的金屬模具設計圖」，可能必須打開「圖紙」→「設計圖」→「C公司」→「二〇一六年」→「四月」這五個資料夾。

如果電腦的桌面上排列著三、四十個檔案夾圖示，想要找檔案又需打開四至五個資料夾，那麼在資訊管理上可說太費時了。

就跟真實的辦公桌面一樣，電腦桌面原本就是用來作業的空間，並非用來擺放檔案夾。桌面上放太多資訊就需要花更多時間才能找到需要的檔案，明顯降低作業效率。而且，若檔案存在好幾層的資料夾裡，勢必得一邊思考：「檔案在哪個資料夾裡？」一邊不斷打開、關閉資料夾，得花很多時間去找。

節省不必要的資訊搜尋時間，三秒就能找到需要的資料，就是「資訊徹底3S」的目標。

一開始推動「資訊3S」，是為了解決品管紀錄圖紙的管理方法。

我們公司存放著上萬筆品管紀錄圖紙的文件檔案，為節省尋找時間，先推動「物品徹底3S」，但不管如何徹底地整理、整頓，仍需要相當的空間來保存。且因量大，光是要找到需要的圖紙，又得花費許多時間。

實際上，品管紀錄圖紙依照序號每三百張左右為一冊，整齊擺放在架上，但由於數量過大，保管空間就占用了辦公室八個榻榻米（約四坪）左右。想找某一張圖紙，必須先去找相應的冊子後，一張張翻找，相當耗時間。

我心想，若圖紙不是「物品」，而是電子化的「資訊」，那就不需要實際存在的物理空間，只要運用電腦的檢索功能，就能在數秒內找到所需的圖紙了！

不過，若沒有分類、只是一股腦兒地將這些圖紙資料電子化，存入電腦裡，就像前面提到的，電腦桌面上隨意擺放幾十個資料夾，找檔案時必須一連打開好幾個資料夾才找得到，這樣就稱不上是「資訊3S」，也無法達成「三秒找到資訊」的目的。

與「物品與場所3S」一樣，「資訊3S」也要有適當的方法、順序。

「整理」資訊先刪除無用資料再電子化

與「物品3S」一樣，「資訊3S」也必須從「捨棄無用資訊（＝整理）」開始。

說實話，我們公司的「資訊3S」行動最初一度失敗。

當初，在進行資料圖紙電子化時，並未設定具體詳細的標準與規則，只是將我們認為「必要的」資料一個個電子化。此工作是由四名專任的兼職員工和三名大學工讀生花了一年多寶貴的時間及經費共同進行。只是當我們幾年後再回頭查詢及閱覽時竟發現，這些資訊中只有一%可用，剩下的九九%都是無用資訊，這令我非常震驚。

之後，我們改變方針，對於舊有的文書資料定下規則：將客戶下訂時的文件電子化。

有我們公司失敗的前車之鑑，在指導其他公司進行「資訊3S」時，我會透過以下順序及規則來推動資料電子化。

首先將公司保存的文書資料歸總到文件一覽，確實了解公司有哪些文件？使用頻率為何？需要多少時間才能找到需要的檔案？

處理掉無用的資料後，再將剩下的有用紙本文件電子化。儲存過多不必要的電子資料，電腦處理速度會降低，檢索時會連同垃圾資訊一起顯示，得花更多時間才能找到需要的資訊。

不僅是紙本資料，電腦裡的各式存檔資料也要基於此規則來處理（把「一年以上沒用到」、「重複的」、「手邊有會很方便、沒有也不要緊」的文件檔案當作不必要的資料處理掉），便可有效分辨必要資訊和無效資訊。

若遇到令人猶豫不知如何分類的檔案，就像對待物品類的「休品」或「半死品」那樣，把必要的資訊（＝物品中的「活品」）區分出來，另外保存在其它硬碟進行備份。電子化資訊的必要物理保存空間只需要一部外接硬碟即可，比起實體物品更便於保存。

「資訊3S」的第一步，就是必須人工判斷每一個資訊的必要性，這得花不少功夫，卻是極為重要不可缺少的步驟。必須要先區分出必要與無用資訊，將無用資訊確實丟掉，才能建立順暢的資訊檢索基礎。

資訊整理並非一朝一夕可成，需要花時間和耐心才能一步一步達成。推動文件電子化的過程中，一定有許多人煩惱哪些資訊要電子化，哪些要保留紙本？

就我的經驗判斷，我敢斷定「將大部分的文件電子化不會有任何問題」，重要的不是紙本文件本身，而是文件裡的「資訊」。將那些資訊掃描後儲存在伺服器，紙本文件儘早處理掉為宜。

必須保存紙本的文件包含繳費單、契約書、收據等基於商業法必須保留一段時間的文件。

其它的文件全部電子化，不會造成任何業務問題。以我們公司為例，包含估價單、設計圖、品管紀錄圖紙等製作金屬模具相關的文件單據，在製作過程中都會印出紙本，提供客戶或供應商，並在製作現場傳看。等模具完成，交貨給客戶隔天，就把資料全部掃描成電子檔儲存在伺服器上，並把紙本用碎紙機處理掉。

將紙本資料電子化的同時，有人會保留紙本文件，但那完全是重複與浪費，雙重管理會招致業務上多餘的混亂；並且，若保留紙本資料供查閱，可能讓人又走回熟悉的、舊的紙本工作模式上。

因此，將資料電子化的同時，應立刻將該紙本文件處理掉。

「整頓」資訊善用標籤及檢索兩大利器

接下來是資訊的「整頓」。

怎樣管理電腦裡的檔案資料才能有效率地找到所需的資訊呢？

大家應該都會「檔案夾管理」吧，比如說，將資料按照「圖紙」、「照片」、「營業資料」等進行分類，或按照客戶公司「A公司」、「B公司」、「C公司」來分類作成資料夾，將資訊（檔案）分類到相應資料夾中。根據資料夾適當分類，就能確定資訊的所在位置。想搜尋資訊時，就能按照資料夾的分類，打開資料夾找到它。從這個意義上來說，資料夾分類管理可以說是資訊的整頓。

只是，根據資料夾管理的資訊整頓是有侷限的。

比如說，一旦資訊數量增多，種類也會增多，那麼資料夾的數量也會隨之增多，層級也會變多。結果，搜尋資訊時就必須一一打開第一層、第二層、第三層資料夾……。如果階層結構更為複雜，那麼還沒能理解整體結構的新進員工就會在層層資料夾中迷路，勢必得浪費很多時間，才能找到所需的資訊。

並且，若出現無法分類的檔案資料時，可能大家都會再另開一個資料夾，如果「不管如何先開一個資料夾再說」的情況增多的話，就會出現無法收拾的局面，也會造成有些檔案不知該歸類在哪個資料夾的困境，這就是「蝙蝠問題」（蝙蝠兼具獸、鳥兩方的特性，令人困惑不知該將其歸於哪類，故得此名）。管理的資訊越多樣，「蝙蝠問題」就越頻繁出現。

資料夾管理中，本質上就包含許多這樣的問題，所以才會有「資料夾管理是二十世紀的遺物」一說。

那麼，為了能快速找到必要的資訊，有什麼好的管理方法呢？

資訊整頓的關鍵在於「檢索」和「貼標籤」。

經濟學家野口悠紀雄先生曾在《「超」整理法》一書中寫道：「不要分類，用檢索！」我們公司獨家自主研發的文書管理系統「數位海豚」也是活用了野口先生的想法。

以前的資料夾管理，就是「分類」。但資料夾分類管理是有侷限的，為了能「即時找到必要的資訊」，所有資訊必須跨檔案夾進行統一管理、共有化，才能一次從全公司的資料庫中，「檢索」出必要的資訊。檢索時只要輸入關鍵字，幾秒鐘就能夠找到所需資訊。

當然，如果將所有資訊直接存放在資料夾裡，資料夾內的資訊必將龐大且混亂不堪，這時想要找到保存的檔案就更是難上加難。所以在存檔時，就要輸入關鍵字，以利檢索。這就是「貼標籤」，一旦貼上標籤，就能直接從層層疊疊的資料夾中找到需要的資訊。

很多人深信「資訊一定要分類」。確實，如果沒有將紙本文件仔細分類，就無法順利地找到所需資料。在「物品」的物理性世界中，徹底貫徹「定位」、「定量」、「定向」、「標示」、「標籤」，才能精準掌握物件的位置，這點非常重要。

但若是電腦內的電子空間，就不一定需要分類。電子化的「資訊」世界裡，即便人們不清楚裡面有什麼，電腦也能進行自動檢索，找出我們需要的資訊。前提是我們必須要先貼上標記，這就是「標籤」（檢索關鍵字）。

為所有的資訊貼上標籤，使其處於可以檢索的狀態，這就是資訊整頓的基礎思維。

「數位海豚」資訊管理系統

我們公司以「三秒內找到所需資訊」為資訊整頓的目標，首先開發了「數位海豚」的前身管理系統。透過這個檔案管理系統，將各種圖紙、估價單和交貨單等商業文件、員工們各自管理的名片和研修資料等電子化，進行統一管理。後來，松下電器產業到我們工廠見學時，還曾說：「這系統一旦問世，能夠幫助不少企業。」以此為契機，我們將此管理系統商品化，終於在二〇〇三年，推出「數位海豚」。

「數位海豚」在存檔時並非以檔案夾來進行階層管理，而是將全部資料匯整到一個大資料庫中進行保存。存檔時，可根據各部門設定的文件管理規則，輸入檢索時所需的關鍵字。

辦公室充滿著文件、圖紙、相片、影片、電郵、網頁等多種資訊，我們設計的系統能將這些資訊進行電子化管理，這正是「數位海豚」的特性。

為了實現「資訊 3S」定義中的「誰都可以」，「數位海豚」的設計是類似銀行 ATM 提款機那樣便於大眾使用，不論年齡或電腦使用經驗，每個人都能簡單上手為目標，並且要能符合「全員參與型」的系統，才能作為 3S 活動的工具加以活用。

即使誤刪了必要的資訊，也能夠修復，此系統能將資料備份，並記錄下「誰」、「什麼時候」查詢了資料內容。為防止外部人員接觸，還可設置密碼管理，提高安全性。原則上每個員工都能瀏覽所有資訊，但在人事個資方面，添加了「保密功能」，僅有許可權限的員工才能瀏覽。

「數位海豚」中搭載了許多「資訊徹底 3S」必要的功能，基於日本超過一百四十家公司的要求，這個系統還在不斷進化中。正因為有如此便利又具備檢索功能的文書管理系統，龐大資訊的整頓才得以實現。

資訊的整頓，最重要的就是提高檢索的精準度。

如果輸入關鍵字檢索後，一次得出幾十個檔案，那就還要花費許多時間一個一個過濾，如此便稱不上是資訊的整頓。

檢索時，輸入兩、三個關鍵字就能精準找出幾個檔案，然後只要一眼就找到所需的資訊，這才是理想的狀態。

為此，重要的是在公司內制定貼標籤的規則，並進行體系化管理。

在我們公司，有關金屬模具圖，是依據 ISO9001 的文書管理規定，將「客戶名」、「序號」、「機種名（交貨地使用的金屬模具機器種類名稱）」、「品名」、「型號」貼上標籤。

如果有客戶詢問「關於上個月我們收到的金屬模具……」，我們就會請他提供金屬模具上記載的「序號」，輸入「數位海豚」中，便能立刻找到該金屬模具的圖紙。若不知序號，就輸入「製作圖紙」、「〇〇鐵工所（客戶名）」進行檢索，就能找到〇〇鐵工所已收貨的金屬模具圖紙，若再輸入機種名、品名、型號，還能進一步縮小範圍，精準找出需要的圖紙。

至於契約書、繳費單等一般文件表單，只要貼上「文件名」、「客戶名」、「日期」等標籤，大多能立刻查詢到。想要查詢「二〇一六年一月〇〇鋼業契約書」時，輸入「契約書（文件名）」、「〇〇鋼業（客戶名）」、「二〇一六〇一（日期）」，相應的契約書就會出現在螢幕上。

在「數位海豚」中，依照標籤項目顯示檢索器，可從中挑選關鍵字，就像電子印章一樣，標籤項目的數量和內容也能夠根據各部門（分組）自行定義。

以我們公司為例，設定了「ＩＴ事業部」、「金屬模具事業部」、「總務」、「會計」等小組。

「金屬模具事業部」的「文件名」標籤有「零件清單」、「零件圖紙」、「品管紀錄圖紙」、「組合圖」、「圖紙一式」。

「會計」小組的「文件名」標籤有「估價單」、「訂貨單」、「交貨單」、「繳費單」、「銀行核對表」等，並事先登錄好這些關鍵字的分類。

以上都是以「數位海豚」文書管理系統為前提的資訊整頓法。

若沒有使用文件管理系統的讀者，就只能從檔案的「標題」進行查詢，因此要用「日期」、「文件種類」、「客戶名」、「負責人姓名」等資訊來作為存檔的檔名，就像給標題加標籤，以便有效檢索，如「二〇一六〇三一四　估價單　〇〇機器　古芝」。

以此標準來標示檔名，並將資料全部存入公司共有雲端儲存空間，那麼不論何人、何地都能閱覽檔案資料，如此便能建構一個類似文件管理系統的環境。

只不過，使用這種方法，容易造成檔名過於冗長，不易閱讀。因此，在資訊的整頓上，還是推薦大家使用文件管理系統。

「清掃」資訊建立精準資料庫並共享經驗智慧財產

最後，就是資訊的「清掃」。

過時且無用的垃圾資料留在電腦裡會占據記憶體，導致檢索時精準度下降。為了貫徹「資訊 3S」，我們公司每月都會花一小時進行「個人電腦整理」，全員一起檢查，清理無用資訊。

每個員工都會定期清理資訊，更新電腦內的檔案，確保「電腦內只保存必要的資訊」，建立企業資料庫。

當資料庫裡只儲存工作中必要的資訊，並能透過精準檢索在數秒內找出所需資訊，工作方式將因此產生巨大變化。

首先，面對客戶詢問時，能迅速回答。

管理紙本文件時，流程如下：

客戶來電詢問金屬模具↓掛斷電話後，立刻起身走到存放文件的書架↓找到相應資料夾，從中找出客戶所需金屬模具相關文件↓找到正確文件後，回電給客戶

但導入「數位海豚」後，就能迅速應答，處理時間也縮短至原來的六分之一。

客戶來電詢問金屬模具↓通話同時，用自己的電腦進行檢索↓立刻找到文件，即時回答客戶

此外，還能透過手機或平板電腦查閱資料，即便外出時接到詢問，也能馬上回應，不需回到公司或聯絡其他同事幫忙搜尋文件圖紙。不用讓客戶等待，馬上提供回覆，客戶會感到更滿意，更信賴我們。

而且，就算負責的同事忙到抽不開身，不論客戶問甚麼，**「誰都可以」**檢索後進行回覆。

連帶的，也能達到**「經驗共有化」**。

再有價值的資訊，若只保存在個人電腦裡，就只屬於個人，活用範圍受到侷限。若將資訊保存到伺服器儲存空間中，全公司共享，就能擴大活用範圍，產生多重價值。

比如說，我們公司提供來自全日本五十家公司關於「徹底3S」的諮詢，若將各公司面臨的課題及解方都存入資料庫，在對新的企業提供諮詢或支援時，負責的同事就能活用。「這次的案子，和之前〇〇公司的案子很雷同啊！」、「可活用以前〇〇公司的成功案例，特別留意這一點」等，讓每個員工的經驗累積成公司共有財產。

個人能力的界限不該是組織的界限，對組織來說，重要的資訊應與公司全員共享、活用。

若能徹底貫徹「資訊 3S」，過去積蓄的龐大資訊必能成為未來工作的財產。

第五章

【心靈3S】

平實深刻的人才育成

「育人」才是力行徹底3S的終極目標。
3S活動讓我實際看見員工的改變，最重要的是我自己的改變。
最初我只是一心想為公司救亡圖存而已，
而後才漸漸關注「他人的利益」、「社會的利益」，
開始懷著使命感投入每天的工作。
心靈3S能讓生命煥然一新。

透過對物品、場所及資訊「徹底3S」活動，我們公司營收出現了V字型回升，但這只是次要結果。

那「徹底3S」最大的成果是什麼？

就是「擦亮員工的心靈，提高每個人的感知力、行動力及全公司的凝聚力」，我稱其為「心靈3S」。

首先，為何清掃物品和場所，能擦亮自己的心呢？

人的心無法透過手、眼來接觸並確認，心靈指的並非物理上的東西，而是精神、意識，無法像清掃物品和場所一樣，直接對心靈進行清潔。然而，透過一顆感恩之心，清掃身邊之物和所處環境，心靈自然而然得到淨化。

3S活動就是透過每天的「習慣」來產生變革。只要改變習慣，周遭環境和自己的身體也一定會發生變化，環境和身體產生變化，就能給心靈帶來正面影響。

假設，公司門前地上有一片紙屑，若是以前的我就算心裡想著「是誰丟的，真不像話」，應該也不會撿起來放入垃圾桶，甚至可能不會注意到地上有紙屑。後來長年堅持3S活動，養成了貫徹整理、整頓、清掃周圍事物的習慣，一看到紙屑，就會撿起放入垃圾箱，或拿起掃帚和畚箕開始清掃。對於丟棄紙屑的人也沒有什麼負面情緒，反而能積極看待：「真感激給我清掃的機會！」、「撿起這片紙屑，這裡又變乾淨了」。

甚至會想，既然拿了掃帚和畚箕，那就順手將公司周邊道路和前面公車站也一併打掃吧！

由於出差，我總是奔走全日本各地，經常乘坐新幹線和飛機，如果走進廁所，發現地上黏糊糊的，以前會覺得「地上黏糊糊的好噁心啊」，但什麼也不會做；現在的我會將廁紙厚疊幾層，將黏糊糊的水漬擦拭乾淨，把廁紙沖進馬桶後才離開。這也是為了讓下一位使用者能夠心情愉悅。

可能有人會覺得，這是素不相識的陌生人弄髒的，置之不理就好了，但我無法對垃圾和髒污視若無睹。

並不是有人要求，我才這麼做，也並非想要得到他人褒揚。當然如果清掃了公車站，附近的人對我說「謝謝」，我也會很開心，但他人的讚美並非首要目的。把這個地方打掃整理乾淨，就會非常清爽舒適，而且想到下一位使用者也會高興，就興奮不已，我想這種感覺正是養成習慣帶給我的。

「物品與場所的3S」和「心靈3S」是相連的，將身邊的物品和場所清掃乾淨的同時，「心靈3S」的獎賞會自動回饋給你。

「心靈的3S」消除傲慢、焦躁、煩惱和不安等負面情緒，使人長保謙虛而平靜的心情，活出真正的自己，感受力經過鍛鍊，也會發現到以前沒有注意到的事情。心之所至，身體自然採取行動，感知力和行動力相互提升，必為工作及生活都帶來積極影響。

透過「徹底3S」，我感覺自己的心靈每天都煥然一新，也看到公司員工的心靈被擦亮，思考方式和行為產生巨大的變化。

每日3S活動到底如何改變員工的心靈呢？讓我們來回顧一下公司發生的變化吧！

一切從十分鐘開始

推動3S活動前，我們公司跟大多數製造商一樣，是一個工匠聚集的組織。雖然每個人都有高超的技術，但處於各自做工、無組織無秩序的狀態，遑論經營品質的管理。

如果員工不能團結一致，那麼公司就會是一盤散沙。我知道有許多公司為了讓員工齊心協力向組織目標邁進，會將經營理念和企業目標高掛牆上，每早全體一起大聲念誦。我們公司也在牆上掛著以下的經營理念：

日日切磋琢磨
為了讓顧客滿意
為了員工的輝煌人生
為了製造產品貢獻社會

日日切磋琢磨

每天晨會時，全體員工一起大聲誦讀經營理念、品質方針和目標。全員齊心一致誦讀經營理念和企業目標是很重要，只是，我認為僅僅這樣誦讀，並無法讓員工上下一心。

即使貼出「請保持廁所潔淨」的標語，結果一樣髒亂，因為僅靠單方面說「這樣做吧」、「以那個為目標吧」，人心是不會改變的。

到底怎麼做才能改變員工的心呢？答案是**「每天早晨擦地十分鐘」**。

想要改變人的心靈，就必須改變其行動。想要整合員工的（行動）方向，**「養成一起行動的習慣」**是最為有效的方法。

在3S活動開始前，工廠和辦公室的清潔工作，並沒有統一的標準或規範，比較像是取決於個人各自的作法，清掃方式和熱心程度因人而異，水準參差不齊，而且獨自一人打掃本來就難有動力。

開始推行每天早上全公司一起擦地板後，出現了一些有趣的變化。剛開始有些員工覺得不情願，是「被迫去做」，直到看見其他同事努力掃除，才慢慢受到影響。十分鐘清掃結束，垃圾、灰塵打掃乾淨，空間變得清朗，充滿清爽之「氣」。透過每天一起體驗這種爽朗感，共享「大家一起把這裡清掃乾淨」，更增進員工彼此的凝聚力，最終心靈上也會朝同一個方向前行。

行動不會說謊。想讓員工理解經營者的想法，嘴上怎麼說都沒有用，必須一起行動，這是建立共同價值觀的有效手段。

每天早晨清掃公司是大家一起行動最合適的時間，雖然只是擦拭清掃，卻非常重要，因為認真對待擦洗清掃，是人才育成、組織統一整合的有效手段。

來我們工廠見學的人士，我總是請他們一定要一起體驗擦地，就是這個原因。來見學的有董事階層的人士，也有年輕員工，打破職位差別，大家一起拿著白色抹布擦地板，共同感受「徹底3S」活動本質的同時，也給心靈帶來影響。

感性可開發培養、行動可化為習慣

「心靈3S」不僅提高員工的凝聚力，也擦亮員工感性的心，使他們產生對物品的感激和關懷之心，改變行為。

在此之前，我一直以為感性是天生有別，但開始3S活動之後，我明白所謂感性是可以透過行動和習慣後天培育的。如果能擦亮感性的心，行動和習慣將進一步改善，人也會不斷朝著積極的方向變化成長。

例如，徹底清掃了某個區域，那麼就會在意未徹底打掃的髒亂之處。這種「在意」就是感性的萌芽。地板打掃乾淨，就會在意起牆壁上的髒污；牆壁清理乾淨，就會覺得電線過於明顯，而後在意天花板上的髒污。細心地清掃某個地方，就會一個接一個地注意到其它髒亂的地方，就能清楚地看到接下來應該做的事情。

當然，僅僅只是在意，卻不採取改善的行動，是毫無意義的。但若能透過每天的 3S 活動，養成保持周遭環境及物品潔淨的習慣，一旦感到在意時，身體自然就能採取行動。

以前，地板上散落著菸蒂，洗手間的毛巾又髒又臭，卻沒人在意。當大家開始在意，並會自發採取改善的行動，這是多麼巨大的變化。

心靈的 3S 帶來的變化，可透過行動意識來說明。

行動意識有以下三個階段：

①發現問題，非常在意的感覺。

②發現問題，解決問題的能力。

③發現問題，解決問題的習慣。

①和②階段仍處於顯意識的階段，到了③就變成了潛意識的階段，「想改善問題，無意識地頭腦和身體就自己行動起來」的狀態。達到這個階段，就會養成稍有髒亂馬上收拾的習慣，如此便可一直保持周遭環境的整潔。

3S活動會培養出這樣的人。

看見周遭的環境或物品不乾淨，拖延改善，認為「哎呀，就這樣吧」、「之後再做吧」、「就這樣也沒關係吧」，這是感性遲鈍的證明，就有可能無法發現問題。注意不到問題，或是注意到問題卻不採取行動，應對不及，問題最終會朝外顯化、嚴重化的方向發展，給工作帶來種種困擾。

若頭腦和身體自動運作起來改善問題變成習慣，便可立刻採取應對措施，防患未然。

正如第二章中提到的，「物品3S」可減少七成的客訴和不合格品，甚至使金屬模具的使用年限平均延長約十倍，無非是因為員工個個擦亮了心靈、提升了感知力和改善能力的緣故。

提升工作品質，增進顧客滿意度，提高業績，有賴每位員工的成長。掌握工作必備的知識和技術自是不在話下，但對人和物的關懷之心，這樣心靈的成長也是不可或缺的。

把「不斷改變」當自然而然

不同公司對優秀人才的定義各有不同，但共通的條件就是「不僅能順利完成分內的業務，而且具備發現問題、進而解決問題的改革能力」。

「活下來的不是最強的人，也非最聰明的人，倖存者是善於改變適應的人。」這是《物種起源》的作者達爾文的名言，這句話也同樣適用於公司經營和工作。企業經營的大環境瞬息萬變，若無法應對各種變化，公司經營就會舉步維艱。讀懂時代和社會的變化，掌握經營的方向，這些自然是經營者的任務，但經營者一個人的能力終究有限，全體員工都能不耽溺於現狀，經常自我思考，帶著變革意識行動，這才是最可靠的。

從前，我們公司的員工在分內業務的能力上非常優秀，但卻欠缺不畏改變的改革能力，換句話說，就是一種「匠人氣質」，也可以說是不接受變化的體質。結果在社會經濟崩壞後，公司一蹶不振。但透過3S活動，擦亮心靈，員工發現問題所在，開始激發力求改善的思考方式。

3S活動是從「先試試」開始，試著去做，說不定就會獲得某些成果。如果能實際感受到自身行動帶來的變化，幾乎所有人都會產生成就感和充實感，進而有幹勁去嘗試，就會一個接一個地看到應該做的事，加速改變，連帶造成很大的影響。

人很容易安於現狀，這是因為保持慣性比較輕鬆，乍看也覺得較無風險。但是，如果這樣，不知不覺就會停滯不前，企業可能沉沒於時代和社會的洪流中。

培育員工不畏變化的心靈，就是所謂的挑戰精神，這對公司的成長永續極其重要。為此，必須將「不斷改變」變成自然而然，每日重複改善的 3S 活動就是行之有效的手段。

人人可行、天天去做

對公司而言，培養員工是重要的課題，因為每個員工的成長都與公司成長息息相關。

話雖如此，對於像我們公司這樣的中小企業而言，無法像大企業那樣，從眾多應徵者中選拔出優秀的人才來任用，員工教育的時間和費用也總是不足。

順帶一提，我們公司對員工採取的是基本的在職訓練（OJT，On the Job Training）。雖然OJT聽上去很不錯，但實際情況是，根本沒有餘裕對員工進行教育，在職訓練的內容也只是在工作現場，傳授工作上必要的本領。僅僅是這些也是好不容易才做到的。

但3S活動在我們這樣的公司，很容易推行，是最適合員工教育的方法。而且不用花錢，也不需耗費太多時間，不論年資深淺和職能現況，每個人都可立刻開始做。

正如先前提過的，透過認真實踐3S活動，擦亮員工感性的心，提高他們的覺察力和行動力，也培育不畏變化的挑戰精神。同時，員工之間更有凝聚力，能夠共同致力於業務提升。

「誰都能做」這點格外重要。OJT，正如其字面意思，就是「通過工作進行教育」，深受個人資質不同的影響，總有A的熟練度是八〇%、B的熟練度四〇%這樣的差異存在。然而，整理、整頓、清掃是「誰都能做」，可將差異控制在最小範圍內。

雖說通過 3S 活動教育員工無需花錢，誰都可以輕鬆開始，但重點是必須堅持下去。做一週或一個月，看見周遭物品和環境變乾淨就覺得滿足，「成果已經很明顯了吧！」這樣是無法達到「育人」階段的。

每日不間斷，將行動變成習慣，人才能成長。

就我自己的感覺，至少需要耗費三、四年，才能達到這個階段。

有一種修行叫「大峰千日回峰行」，即在七年期間總共用一千日繞著大峰山諸峰禮拜，是一種嚴格的苦行。我想，將 3S 活動的精髓融入血肉、變成習慣，千日左右也是必要的。如果貫徹到這種地步，人是一定會改變的。

更高的觀點、更大的使命

「徹底 3S」讓公司員工有了與往日截然不同的嶄新面貌，但改變最大的也許是我自己。

第一章提到，一開始推動 3S 活動是為了公司的重生。「無論如何要做些什麼挽救陷入赤字的公司！」、「想變成讓員工感到驕傲的公司！」當時，我腦海裡想的只有「自家公司的事」。

但現在不同了，我內心有了巨大的使命感，那就是「將 3S 活動產生的經營革新思維和實踐方式，傳承給後進」。

我不僅考慮「自家公司的事」，也開始思索「社會利益」及「他人的利益」，心境出現了轉換。變化的契機源自稻盛和夫的《追求成功的熱情》一書，前言提到「作為人追求正確的事」的重要性，深銘我心。

當然，在那之前，我心中也有「做正確的事」的想法，只是，我那時覺得企業經營上，最優先的應該還是追求利益。

然而，實行「徹底 3S」後讓我實際感受到公司及員工的改變，最重要的是自己的改變，稻盛先生的想法深入我心。

不要只考慮追求利益，更重要的是，將經營革新的技術訣竅傳達給更多人，如同枚岡合金工具達到V字型回升那般，協助中小企業重拾活力，並把大家的喜悅當作自己的喜悅——我的轉念正是因為意識到自己活在這個世上的使命。

出生於世，必須要認真地思考如何活用自己的生命，也就是生命的使用方法。只為自己而活嗎？為公司而活嗎？或者，為社會、為世界而活呢？

「為什麼？為誰？」視角不同，即便做同樣的工作，產生的熱情、使命感和動機也會全然不同。

商業叢書中常被引用的石匠寓言故事是這樣說的：

在某個切石現場，詢問三名切石的石匠在做什麼，得到了下面的回答。

第一個石匠說：「我靠這個維生。」

第二個石匠邊做手裡的活邊說：「我是全國最厲害的切石工人。」

第三個石匠眼裡散發光芒，陶醉地抬頭看著天空說：「我在造全國最好的大寺院。」

曾經的我，與第一位石匠一樣，為了生計而工作。現在的我則每天都希望成為第三位石匠那樣有志向的人，努力工作。

能夠擁有遠大的志向，全賴「心靈3S」擦亮了我的心靈，我對此心懷感激。

第六章

「徹底3S」的九家模範公司

「工作都做不完了，哪有時間掃除？」
「掃除能提升業績、增加收益嗎？」
以上兩個常見問題的答案都是肯定的。
本章介紹九家公司的真實故事，
會讓我們對「徹底3S」的功效更加信心堅定。

企業 3S 活動不僅限於製造業，所有行業都可靈活運用。為了讓大家理解這一點，本章將以製造業以外的其它行業——物流業、IT 系統開發業、社會保險勞務士事務所為例，讓大家一起來見證徹底 3S 的力量。

這些企業中，有我從零開始帶領輔導的企業，也有獨自實踐後才請我協助的。他們的行業別和組織結構不同，但共通點都是認真實踐 3S，並獲得比枚岡合金工具更了不起的成果。

希望他們的故事能點燃讀者朋友心中的火苗，升起這樣的自信：「我們公司也能做到！」

案例❶ 廣島縣・日鐵鋼業

每年設定主題分階段達標

二〇一一年十一月，首度舉辦「3S 峰會」，由我擔任執行委員。這項活動匯聚全國致力 3S 活動的企業，彼此交流自家公司的解決方法。二〇一五年，在第五屆的「3S 峰會」上榮獲「最優秀發表獎」者，就是廣島縣福山市的日鐵鋼業。

這家公司以氣體、雷射、鋸子等方式，專營圓鋼、角鋼和鋼板等鋼材切割、加工及販售。

在推行 3S 活動前，庫存材料在工廠各處堆積如山，廠內幾無可落腳之處。而且，材料擺在哪裡，作業工具放在何處，只有現場負責人清楚，其他人要找都很花時間，還得頻頻詢問現場負責人，非常不便。這種情形正是「屬人管理」的典型，現場還可見到叼根煙不戴安全帽的工人，員工教育和安全管理並不完善。

二〇〇九年，這家公司首度嘗試進行 3S 活動，但未能下決心處置高價產品的剩餘材料，最終未能收效。

直至二〇一一年，能登伸一社長橫心咬牙，英明決斷將不會再用到、生銹、總重二四〇噸的無用庫存全部處理掉。

比起枚岡合金工具最初處理掉的兩噸閒置物，二四〇噸這數量實在太巨大了。

公司內部對處理庫存意見分歧，我想廢棄處理費應該也相當可觀吧。但此舉讓員工感受到社長對3S活動的決心和鬥志，公司氛圍因此起了大變化，員工上下團結一心，全力投入3S活動。就此意義上，處理掉大量庫存，可說是日鐵鋼業3S活動的正式「出發點」。

這家公司3S活動的特點是每年確立主題和目標，並努力達成。

第一階段（二〇一一年六月~二〇一二年十二月）：

貫徹剩餘材料管理／隔週召開3S會議／取得環保活動21認證（基於日本環境省制定的環境管理系統及環境報告的指導準則而定的制度）

第二階段（二〇一三年一月～二〇一四年三月）：

實踐時間研究（測定進行某項作業需要花費的時間，摸索更有效率的作業方法）／參加廣島三原3S社群／開始售電（將自家發電設備產生的剩餘電力賣給電力公司）

第三階段（二〇一四年四月～二〇一五年三月）：

傳票一體化／剩餘材料管理／參加3S峰會

第四階段（二〇一五年四月～二〇一六年三月）：

發行產品標籤／辦公無紙化／經常收益率朝一〇％發展

對日鐵鋼業而言，管理產品材料及庫存的剩餘材料是一個迫切的課題。

第一步要先做到不論廠房現場或辦公室，電腦一查就能掌握正在使用的鋼材形狀、長度、存放位置以及數量；其次開始使用QR碼進行剩餘材料管理。

進行徹底管理後，大幅縮短作業前尋找材料的時間，無時無刻都可確認庫存量，不浪費錢多買材料，經費和倉儲空間都節省了。現場也養成優先使用小型剩餘材料的習慣，成品良率從原來的七〇％提升至八五％，並能精確預估每月業績。

至於傳票，從前是按接單→生產→交貨這樣的程序，採手寫傳票，因此每件產品就有「交貨單」、「發貨單」、「作業日報」等三種傳票。三種傳票記錄著相同的資訊，等於重複作業。將傳票電子化，只要輸入接單資訊，點擊一下就能輸出傳票，此為第三階段的「傳票一體化」。如此一來，辦公人員的工作時間一天總共可縮短十二・五小時，以一秒一日元來換算，一年相當於節省了上百萬日元的成本。

第四階段的「發行產品標籤」也是一項重大改革。從前都是在產品上用麥克筆寫上顧客姓名、圖紙號碼、尺寸、型號、數量等，趕時間時字跡難免潦草。後來直接印成標籤，貼在產品上，便可順利掌握產品資訊，加速出貨流程，也不會出現錯、漏字的情況，提升顧客滿意度及公司形象。

工廠內還設置了流程管理表、進行地板塗裝工程、確認工具放置處、加置員工簡介板等，全公司上下進行徹底的整理、整頓、清掃。

此外，公司在進行上述的改善時，分「氣體小組」、「雷射小組」、「鋸小組」、「辦公室小組」等四組，隔週召開一次3S檢討會，分組發表活動成果，將各組花費的時間、費用及目標達成度，透過圖表「視覺化」。如此能創造互相切磋磨練的環境，有效提高員工士氣。

3S活動大大改善了經營狀態，透過庫存定量來管理訂貨量，成功將庫存量大幅削減二五%以上。比起二〇一〇年，二〇一四年節省了九千七百萬日元的經費。

隨著工作效率提高，公司銷售額從二〇一〇年的九億一千萬日元，提升到二〇一四年的十五億二千九百萬日元，增加了六八%，創下該公司史上最高紀錄。

如果看經常收益率，二〇一四年比二〇一一年成長了二・五倍，二〇一五年則成長了四倍。當然不能全歸功於3S活動，但3S活動確實是經常收益率翻倍的基礎。

在3S峰會上，日鐵鋼業的員工這樣說：「剩餘材料管理、傳票一體化和製作產品標籤並非一蹴可幾，都是經歷過多次討論、反覆檢討和改正，花了半年到一年的時間才完成。大家都把公司看作自己家，滿腦子都想讓公司更好。」

日鐵鋼業將3S活動命名為「提高日鐵公司總幸福度專案」，二〇一五年十一月，3S峰會在大阪舉辦時，日鐵鋼業有三十八名員工從廣島來到峰會現場，為台上發表成果的日鐵鋼業代表們熱烈聲援。

峰會最後，日鐵鋼業發表人專務董事三谷薰激動地走到舞台中央，高聲宣言：「堅持就是力量！3S 就是永遠！」全場響起如雷掌聲。三谷董事和會場中其他員工都熱淚滾滾，上下一心，對公司充滿自信與驕傲。

案例❷ 東京・人類系統公司

新進員工主導 3S 進步委員會

位於東京都港區的人類系統（Human System）是一家專營客製化業務需求的 IT 系統（包括人才介紹系統、大規模點數管理系統、大型報社的網域廣告管理系統等）及網頁製作的公司。截至二〇一六年三月底約有一二〇名員工，其中超過百位是技術職。公司分佈於辦公大樓中的兩層，開發團隊在四樓；櫃台及管理部門、會議室、研修室等則位在十樓。

該公司面臨的課題是，究竟該丟棄什麼？如何整理？

首先是電纜線的問題。一台電腦配置了主機和螢幕的電源線、網路線等，為避免線路斷裂延誤工作，辦公室的地板下有雙重配線，集線器四周有無數的電纜線縱橫交錯，捲成一團。其中有一些已斷掉無法使用，但地板下的線路無法隨時確認「哪條能用，哪條不能用」，造成末端標籤不可信，呈現無秩序的混亂狀態。

此外，雖有定期購入新電腦主機和螢幕，但由於處理淘汰的舊主機和螢幕也需經費，又考量未來可充當零件替換的備用機，也就是基於「不浪費」的原則，公司裡的空房間及牆架上便堆了二十多台舊電腦。

人類系統自二〇一二年十月開始推行 3S 活動。首先確立丟棄規則，舉凡超過一個月未用的無用品都處理掉，光是這樣就花費了一個月的時間，廢棄品多到能塞滿一整個房間。隨後，重新檢視網路線的配置，並和配線業者一起整理、整頓電話線路及電纜線。完成後，看上去清爽又整潔。

該公司 3S 活動的獨特之處在於，進行物品及場所的整理、整頓過程中，同時改善了公司內部的佈置，並發現位於十樓的董事會議室實為一大空間浪費。

十樓有三間開放型的會議室、兩間封閉式的研修室以及一間同樣封閉的董事會議室，都未能有效發揮作用。明明有三間會議室，但因屬開放空間，員工想跟客戶進行私下洽談，只好使用封閉的董事會議室，但董事會議室能容納十六人，用的又是回字型大會議桌，若開會人數少便顯得彼此距離過遠，使用起來並不適當。而召開經營會議時，因出席人員多，董事會議室又嫌狹窄了，因此多改在研修室舉辦，但總體來看，使用率並不高。為了更有效地使用十樓空間，決定取消原本的開放會議室，改成兩間小型封閉會議室和一個開放式面談空間，並透過預約管理系統，對會議室及研修室進行使用管理。

透過此番空間整理、整頓後，發現董事會議室成了閒置的空間。一開始，也有人提案建議由業務團隊入駐這間董事會議室，但開發團隊位於四樓，若業務團隊在十樓，擔心分二層辦公可能減損員工的團體意識。正在為此躊躇不前時，聽聞他們自創業二十年來一直承蒙關照的專利律師事務所在尋找辦公室，雙方一拍即合，很快就順利簽訂租賃合同。

就這樣，約十坪大的董事會議室從「無用空間」變成了月租金三十萬、年收入三百六十萬日元的「獲利空間」。

四樓的空間佈置也同樣進行了整理、整頓，最終多增加兩間開放會議空間、一個封閉會議空間，共計三間會議室。從此四樓員工無須再跑上十樓開會，有助於提升工作效率與品質，並且還能將十樓的會議空間和研修室作為與專利律師事務所的共有空間，再也不會有會議室不夠用的情況了。

人類系統推動的 3S 活動，特別值得一提的是，執行單位「3S

進步委員會」的成員是剛進公司一兩年的年輕員工。足見湯野川惠美社長期望透過3S活動「開發人才」的強烈企圖。

據說該公司自創立以來，就有嚴密的考勤管理系統，每個員工在每個業務項目花費的時間都記錄在系統裡，甚至連參與公司內部活動的時間都有記錄。因此，最初推行3S活動時，湯野川社長非常擔心若是在公司內導入3S活動，員工會有諸如「清掃時間有產值嗎？」、「找便宜的清掃工不是更划算嗎？」等負面意見。即便如此，社長還是抱定決心「替年輕員工創造一個一展長才的場所」。

湯野川社長想，剛進公司一兩年的員工，對工作還不熟悉，對系統開發的專業知識和技術也不如前輩，總處於被動狀態等待指示，但公司的整理、整頓、清掃，任誰都可以做到，即便是年輕員工，若能主動採取行動、展現領導能力，並透過3S活動培育自主性，對工作也能帶來正面的影響。

前一兩年，活動進展得很辛苦，有不少員工誤以為「為精簡預算才被迫掃除」；而主要負責推動的年輕員工，說好聽是「單純」，說不好聽是「思慮不周」，到其它公司見學時聽說「地板經過塗裝後變乾淨」，回來就提議「重新換地毯」、「大概要八十萬經費」這樣的意見，無法切實考量公司現實環境與經營狀況。但湯野川社長不直接潑冷水，只就欠周詳之處委婉地補充意見（例如實際上公司有備用地毯可用），堅持讓年輕員工獨立思考，創造自主發揮的工作環境。

該公司 3S 活動進入第四個年頭，培育人才方面的成果便已逐漸顯現。例如，雖然規定「每天早晨清掃公司十分鐘」，但總有員工以「工作很忙」為由不參加。於是，3S 委員會便針對「如何讓全體員工一起清掃」的主題提出解決對策，改為「每週一次，星期三早會過後，清掃三十分鐘」。因為週三早會所有員工都會參加，可提高參與率，此舉果然立竿見影。

此外，清掃依據各部門分區進行，有員工提出「不知道做什麼」的疑問，3S 委員會便根據不同的區域製作了清掃手冊，明定每個區域該清掃的地方，大大提高清掃效率，現在大約十五分鐘就能完成。

而後進一步又想推動提高員工清掃意願的表彰制度，聽說計劃要架設專用網站，上傳清掃前後的對比照片，推出員工間可相互評價的系統，具體內容還在構思充實中。創建這樣獨特的系統對 IT 公司而言是輕而易舉，這正是活用自家公司長處。

人類系統的例子顯示，3S 委員已透過活動培養出獨立思考、推動改革的力量。湯野川社長對他們的努力給予肯定的同時，又直言目前只達到三十或四十分左右，這樣的評價聽來可能過於嚴苛，但也讓人強烈感受到湯野川社長對年輕社員的關愛與期待。

案例❸

德島縣・藤屋物流中心

輕鬆活潑整頓出原創風格

我提供3S顧問諮詢時，一定會強調切莫忘記要「輕鬆活潑」。

如果是被老闆要求才不甘不願地做，這樣的3S活動是無法持續的。放輕鬆、享受3S活動的樂趣，才能自發行動，獲得成果。實際上，真的有這樣的案例，就是藤屋物流中心公司，該公司以輕鬆活潑的心情進行3S活動，一年成功省下約七千五百萬日元。

藤屋物流中心是餐飲連鎖品牌「藤屋」的物流部門辦公室，截至二〇一六年二月，藤屋旗下設有迴轉壽司、烤肉店、居酒屋、和食餐廳、咖啡廳等四十五家店鋪，範圍以德島縣為中心擴及四國各地及兵庫縣（淡路）。從業人員包括社長在內共十人，除社長外都是兼職人員。其主要業務是負責配送食品到藤屋直營店，每日的工作是管理從工廠進貨的食品庫存，並向各店鋪配送訂單商品。需處理的品項數量上千種。

在進行3S活動前，有兩個重大課題一直懸而未解。

其一是「揀貨錯誤」。所謂揀貨，就是從貨架上挑選出店鋪訂單商品，並整理成可發貨的狀態。揀貨時，錯拿商品及數量的情況，每月平均有十五、六件，店鋪一打來客訴「訂的東西沒送來」、「送錯東西了」，就必須馬上重新發貨。配送費用根據距離和重量計價，平均每次約五千日元，也就是說，每個月浪費的配送費超過七萬日元。物流中心成立十多年尚未找出解決方法。

另一個問題是「盤貨不精準」。每月盤貨一次，確認庫存數，補充商品。實際上，每次都會發生貨架庫存量與電腦紀錄不符合的情況。一次要處理上千種商品，的確很難避免數量算錯，但盤貨不正確，需要花費更多時間再次確認，或造成多補貨的情形，形同經費和空間的雙重損失與浪費。

二〇一四年五月，該公司開始進行 3S 活動，員工享受 3S 活動的心情，從活動命名可見一斑。例如，將防止揀貨出錯的對策命名為「切片妞」。第一次聽到時，不由得令人莞爾，這個命名主要是因為用了「墨魚切片」的商品紙箱。

揀貨的方式也花了一點小巧思來改善。以前是員工各自看著訂單，從貨架上成排商品中挑出所需，若揀貨錯誤，也要等店鋪收到貨後來電投訴才會發現。現在改採每天早晨將當天的發貨商品揀出，並用「切片妞」隔開訂單商品與庫存品，配送前透過「切片妞」的位置提前確認下列事項，避免出錯：

「切片妞」之前，若商品有剩：一定有店鋪的發貨數量不足

「切片妞」之前，若商品不足：一定有店鋪的發貨數量多了

據統計，導入「切片妞」後的揀貨錯誤數量，已從每個月十五、六件減少至二、三件，目前以零失誤為目標。

另一方面，為提高盤貨精確度，採用了羅列數字的號碼牌子，命名為「數牌君」。

作法很簡單，只要在商品貨架上鋪上「數牌君」，再將商品上架即可。

以前，盤貨時需一個一個數，或用縱橫數相乘法來掌握庫存量，熟練點數的人每樣商品最少也需八～十秒，不熟練者要花費十五秒左右，通常每月盤點一次，最多就是兩次。

採用「數牌君」後，一眼就可掌握庫存量，任何人都能在一·五秒內掌握一項商品的庫存量，每日都能完成盤點，不易出錯。

由於能即時且正確地把握庫存量，不會造成過量採購，等同大幅減少了空間和經費的浪費。

另外，還將文具貨架命名為「小收」（取其「收」存文具之意），並用動物插畫標示不同貨架，讓貨架收納分類一目瞭然。

3S活動為該公司帶來的成果如下：

降低電費八十二萬日元（透過冰箱溫度管理）、減少月末庫存達七千三百八十萬日元、減少商品丟棄十二萬日元、降低人力費用五十一萬日元，合計一年節省約七千五百萬日元。

我曾指導過多家公司進行3S活動，藤屋物流中心的經驗可說是獨一無二。二〇一五年的「3S峰會」對這些充滿原創性的管理設計及其優異成果給予高度評價，並頒授審查員特別獎。

不過，藤屋物流中心並非一開始就有如此的巧思，剛開始推動3S活動時，還花費不少心力徹底執行整頓五法（定位、定量、定向、標示、標籤），製作揀貨檢查表和負責人名單管理等，按部就班掌握每個細節，並留意過程中發現的許多線索，最後才走出自己獨特的一條路。

人面對自己喜歡的、快樂的事情，態度自然變得積極主動，藤屋物流中心的經驗，讓我們體認到，3S活動要能真有所收穫，最重要的還是要輕鬆活潑。

在日本環境省四國環境夥伴辦公室（四國EPO，Environmental Partnership Office）的網頁「四國了不起！」上，還特別以「3S活動與環保息息相關」為題，介紹了藤屋物流中心的3S活動。

3S活動登上公共機構的宣傳網站，讓人看見3S活動有著巨大發展的潛力，不只養成習慣，更有助於構築企業文化。

案例❹ 香川縣・仲井京子社會保險勞務士事務所

三步到位再開發3S式勞務管理

文件資料收納管理對空間充足的大企業來說，或許不致困擾，但對空間有限的中小企業而言，卻往往是個令人頭疼的問題。

在香川縣高松市，提供企業人事、勞務管理協助，以及代辦社會保險、勞動保險業務的仲井京子社會保險勞務士事務所，為了重新檢討文件資料管理方法，開啟了3S活動。

活動分為三個階段：

第一步：拆除檔案櫃門和抽屜，資料以文件盒管理、豎直擺放，方便收納取用紙本資料。

第二步：盡可能將可電子化的檔案轉成電子檔。

但隨著檔案種類與數量的增加，整體架構越趨複雜，熟悉資料夾的分類體系成了新員工「進入狀況」的「門檻」，要頻頻請教前輩檔案在哪個資料夾，也夠令人產生無力感了。於是他們引進「數位海豚」管理檢索系統，任何人都能輕鬆快速找到資料。

一般企業達到此階段也許就滿足了，但仲井女士秉承著「3S精神」，想要更上一層樓。她注意到，即便資料電子化，但文件的印量還是很大，因為每回進行討論或執行業務時，都需將資料列印出來，待結束後再更新電子檔，紙本文件則投入碎紙機處理。乍看似乎貫徹了資料電子化，實際卻反覆在紙本與電子檔間浪費時間與資材。

說到底就是，根本沒有脫離舊的紙本工作習慣。

於是，仲井女士決定第三步就是，給包括自己在內的全體五名員工都配備平板電腦，查詢檔案、收發傳真信件、討論做筆記等都在平板上進行。首先最重要的變化，就是紙本資料變少了，印表機和影印機的耗材也慢慢減少，最終達成完全無紙化。

與客戶開會時，當對方要求「能看一下當時的檔案嗎？」換作從前，得過幾天再帶資料登門拜訪，現在卻可當場用平板電腦提供對方閱覽，讓不少客戶大吃一驚。

如此一來，在家上班的可能性提高了不少，即便是休產假、育兒假，或是遇上孩子突然發高燒等狀況，也可在家即時處理公務。這點對這家以女性員工為主的公司而言，是非常大的優勢。

這場「辦公室革命」連帶影響了業績。相較於導入「數位海豚」和平板電腦之前，員工數量不變，但客戶卻增加了一・六倍。

同樣是引進「數位海豚」系統，但該公司也發展出自成一格的使用方法。

那就是「什麼?」、「在哪裡?」檢索。

比如，工作時需用到「申請○○的必要資料」，便在「數位海豚」上輸入「什麼?紙本申請○○」等關鍵字，就可立即找到此案的檔案資料。想知道文具用品存放在哪裡，輸入「在哪裡?釘書針」進行檢索，就可立刻查出存放處在「M」，然後就能在辦公室中標示「M」的層架上找到訂書針。

只是人的記憶力並非完全可靠，有時無法立刻想起當下所需的資訊。最快的方法，還是讓電腦記錄資訊後直接檢索，為此，仲井女士用自己的創意推出「勞務3S」（勞務de 3S），將3S的思考方式應用在勞務管理中，是仲井事務所向顧客提案的服務。例如：

- **將出勤表轉換為網上的考勤管理系統。**
- **加班申請和帶薪休假申請也在網上完成。只要上網填單，上司和總務立刻能共用資訊。**
- **合約文件數位化，並透過軟體設定閱覽權限。**
- **社勞士**（社會保險勞務士的簡稱，為處理勞務和社會保險相關問題的專業人士）**和總務能在網上共用同樣的員工資料。**
- **提供網上工資明細電子檔，消除發放工資明細的風險，並使用「勞務3S」進行商標登錄。**

仲井事務所的成果讓我十分讚嘆，沒想到3S還能做到這個境界！期望他們日後也能繼續創新，展現「徹底3S」的種種可能性。

案例❺

大阪・三元螺旋管工業

客製化精準服務翻漲十倍獲利

三元螺旋管工業位於大阪市城東區，是一家生產波紋管和軟管等零件的製造商。

「波紋管」又名蛇腹，是連接設備、可伸縮的管子，材質有金屬、布製和樹脂等，金屬製的稱為波紋管，非金屬製的稱為蛇腹。因其具有伸縮性、彈性和氣密性，用途相當多元，從一般工業用途，到真空機器、半導體，也用於化學、醫療、航太、核能等領域中防止氣體、液體外洩的氣密封裝材料。

「軟管」指的是柔軟而能任意彎曲、經過波紋加工的不鏽鋼製薄軟管，常用於一般家庭的自來水管、瓦斯和熱水器管線等。

這家公司的優勢是「少量生產」、「交期短」、「可使用特殊材料」。

尺寸和材料完全客製化，哪怕數量只要一個，也可接單。而且，一般需花四十天生產的波紋管，他們僅兩週到二十天就能交貨，十分厲害。

原來這家公司以前也和其它零件製造商一樣，以大量下單同款商品的大客戶為主要交易對象，主打商品是熱水器軟管。面對大客戶訂單，在需求較高的特定零件製造中，可集中設備和勞動力，進行高效利用，這點是優勢。但在市場競爭下，不得不壓低單價，最終可能陷入無利可圖的惡性循環。過去的三元螺旋管工業正是處於這種困局，經常受益率只有一％。

後來該公司轉換經營方針，透過網路直接面對少量下單的客戶，並採用「長尾策略」（小眾商品雖需求量不大、營收貢獻較少，但只要種類多、數量大，積少成多，小眾商品也能創造出相當於熱門商品的營收）透過網頁、部落格、推特、臉書等網路媒體招攬客人，聽說該公司的高嶋博社長還去參加ＩＴ經營戰略學習會。而且，為了滿足客戶不同需求，製造高品質、多元應用的產品，在培養技術人才上也傾注許多心力。

過程中，也累積了該公司製作主力商品的技術：超薄（0.1mm起）、多層（一～四層）的波紋管。

這種策略轉換非常成功，每次的客製化代表的都是在生產「世上沒有的零件」。三元螺旋管工業透過高超的技術完成了「不可能的任務」，收到很多來自日本企業、大學、研究機關的訂單。

然而，隨著顧客量增加也衍生其它問題。

製作一個零件需要圖紙、結算單、訂單等許多資料，顧客數量增加，相關的資料數量也越來越多，再加上採取了長尾策略，需要保管的資料數量更加可觀。文件量增加顯然也拉長了從訂貨到交貨的時間。

例如，老客戶來電下單訂製以前做過的零件，這時就要先掛掉電話，去倉庫找出相關圖紙，再一步步進行確認。整個過程短則三十分鐘，長約需三小時，大損公司「品質高、交貨快」的招牌形象。

因此，該公司進行「資訊3S」，將所有檔案數位化，透過「數位海豚」管理，文件上都標有每個零件的通用圖紙編號。如果客戶重複下單，只需在電腦上啟動「數位海豚」，輸入顧客名稱和圖紙編號進行檢索，可立刻瀏覽所有相關檔案。

「資訊3S」還帶來另一個好處，就是提升設計效率。

從前如果有客製化波紋管和軟管的訂單，需從頭開始設計，提供估價單，確定訂單後……循序進行作業。實施「資訊3S」後，以訂單中的「材質」、「直徑」等資訊，在「數位海豚」中進行檢索，立刻可找出過去類似的設計圖紙和檔案，用作新品設計的基礎，設計速度加快約四倍。

自此該公司接單能力大增，客戶數量也逐年增加。採取長尾策略前，客戶量約為一百家公司，之後大幅攀升至五百家、八百家，最終超過了一千兩百家公司，經常收益率更高達十八%。

雖然客戶數量多了好幾倍，但相較於以前員工每月加班平均達四十小時左右，現在則無需加班。

「資訊3S」不僅提高了工作效率，也改善了員工生活品質。

案例❻

大阪・秋津工業

半世紀老廠的5S新風貌

位於大阪府堺市的秋津工業，是一家企劃、製作、批發獎座、獎盃、獎章、盾形獎牌等商品的公司。創立於一九六六年，歷史長達半世紀，商品關鍵字是「表揚」，經營理念如下：

透過表揚給所有人夢想和感動！

透過表揚與新環境和新的人相遇，磨練提升自我，

做對他人有益、使人高興、令人感激的工作，

豐富物質和心靈層面。

他們不單銷售成品，也承接客製化訂製品。從前，簡易訂製品從下單到交貨約需二到三週時間，後來縮減到七個工作日即可交貨的驚人速度；此外，該公司還與著名設計師合作，企劃製作獨一無二的獎座商品，相當具有獨創性。

這間公司原本就致力於5S活動（3S之外再增加「清潔」（日語Seiketsu）、「素養」（日語Shitsuke）兩項），也曾參加過枚岡合金工具的工廠見學，我還曾應邀到秋津工業演講。

在進行5S活動過程中，檔案的整理、整頓是他們的重大課題。

秋津工業將客戶的紙本訂單保存達十年之久，文件櫃佔滿辦公室一整面牆。透過5S活動進行物品的整理、整頓，以地區或客戶名稱進行分類，但由於數量相當龐大，遇到回頭客再次下單或新訂單時，得從大量又龐雜的檔案中一一翻找，非常辛苦。那時剛好接觸到我們公司的「數位海豚」，於是便在二〇〇九年啟用此系統。

秋津工業了不起之處，在於不滿足現狀，總是想「能不能更快檢索到？」並定期對關鍵字進行修正。套句負責人的話：「輸入關鍵字時就要意識到檢索時的精準度」，關鍵字的精準度與檢索速度息息相關。

「資訊3S」的好處不單只是縮短尋找檔案的時間，由於關鍵字已規則化，負責人之外的人應用同樣的規則也能輕鬆找到檔案，即便負責人不在，其他人也能為客戶服務。而且一整個牆面的文件櫃清空了，辦公室空間頓時寬闊不少，「資訊3S」也成就了「場所3S」。

案例❼ 奈良縣．東本機械

積極無紙化並善用QR碼登錄

東本機械也是靈活運用「數位海豚」實踐「資訊3S」的公司，但他們的成果遠遠超越我這個「數位海豚」開發者的想像，甚至讓我因望塵莫及而有些遺憾。

東本機械是一家本部位於奈良縣山邊郡的機械製造商，專門製造加工火腿、香腸、培根等食品的設備，主要客戶有日本火腿、伊藤火腿這類食品品牌大公司。

該公司的管理原本就十分完善，場所和物品的整理、整頓都做得很好，只是在設計圖紙保管和處理上有些問題。因為紙本圖樣尺寸很大，收納在鋼製抽屜裡，使用時必須先打開抽屜一張一張翻找，找到後拿出來影印，然後原稿放回抽屜，拿影印圖紙回到作業現場。辦公室工作人員經常為此加班，整個過程所花費的成本和時間估算如下：影印費用一年約五十八萬日元，尋找文件時間一年約兩百二十小時，影印及歸檔時間一年約四百二十八小時。

這間公司推出的大變革，就是作業現場人人配備平板電腦，完全不用紙本。初期的確花了一筆預算，但此一舉措大大顛覆了工作流程。所有圖紙作業改成數位資料管理，直接透過「數位海豚」系統發送到工程人員手中的平板電腦裡，現場人人可邊看平板圖樣邊作業。

圖樣更新時，電子化尤能發揮效用。設計負責人一旦確認修改，可立刻透過電子郵件將圖樣更新位址發送給相關人員，根據最新修正來作業。

如此不但每年可省下五十八萬日元的影印費、四百二十八小時的影印及歸檔作業，透過「數位海豚」檢索，搜尋文件時間也從每年兩百二十小時縮短為二十二小時。

校岡合金工具也進行了圖樣資料電子化，但在廠內還是會傳閱影印圖紙，未能完全無紙化。東本機械實現了無紙化，這對製造業來說真是十分先進。

東本機械還進一步發現「數位海豚」搜尋檔案時的錯誤識別，並找出解決之道。一般利用「數位海豚」存檔時，可以選擇搭載自動文字識別及自動登錄功能，如此便可在掃描圖紙資料後，由電腦自動讀取文字資訊，但自動文字識別系統未臻完美，可能出現錯誤識別，例如數字0和英文O，錯誤的關鍵字會造成檔案混亂、無法有效檢索，製造大麻煩。東本機械既想節省人力輸入的功夫，又要避免電腦識別錯誤的風險，於是提出了解決方案，就是使用QR碼進行登錄。

要在「數位海豚」上讀取QR碼，必須另行開發系統，東本機械之所以能有如此創新作為（連開發「數位海豚」的枚岡合金工具也沒能做到），全歸功於該公司有一位非常重視IT發展的社長。

每一個創新案例都讓我們學習良多，東本機械不斷致力推動「IT化」的成就，不僅對所有企業和讀者朋友有所啟示，也是我們公司的榜樣。

案例❽

鳥取縣．松田安鐵工所

傳統工匠的覺悟開啟事業革新契機

位於鳥取市南榮町的松田安鐵工所，是一家從鑄造到機械加工一條龍生產的公司，從業人員共十九名。創立於一八九七年，迄今已有百餘年歷史。

推動3S活動前，該公司最煩惱的就是處理碳粉和沙子。碳粉是焦炭燃料（以碳為主要成分的固體）放入化鐵爐（熔解爐）中燃燒時排出的物質，鑄造過程中則會大量使用沙子。這些粉塵堆積在工廠每個角落，讓地板、牆壁、天花板等建築物內部，包括尚未使用的新模具都「灰頭土臉」。而且，如果穿著同一雙鞋到其它場所，附著鞋底的粉塵也會隨之擴散，整個工廠的粉塵污染可說非常嚴重。

此外，其工具管理也不完善，用過的工具都「隨手放」，鑄件最重要的木模也被隨意放在堆滿灰塵的架上。再加上逾百年老廠內還有好幾台退役不用的古董機器，佔用了許多空間。

雷曼事件（二〇〇八年美國第四大投資銀行雷曼兄弟由於投資失利，在談判收購失敗後宣佈申請破產保護，引發全球金融海嘯。）過後，二〇〇九年，該公司銷售額慘跌至巔峰時期的三分之一。

公司靠政府紓困金勉強倖存下來，二〇一〇年開始投入 3S 活動。但僅學了理論，空有熱情，卻不知如何落實，當然也受限於「沒有錢」、「沒有時間」、「沒有優秀人才」等現實情況。結果，一忙又延宕 3S 活動，回到一開始的狀態，情況根本沒真正改善。

福嶋明子常務董事（該公司 3S 活動負責人）當時還差點放棄，但同時也意識到「僅靠自家公司力量是不行的」。二〇一三年七月某家大企業主辦 3S 演講會，與會者約三百人，我和以福嶋常務為首的松田安鐵工所員工也在現場。那年十一月，我應邀去鳥取縣為產業演講時，福嶋常務請我順道去他們公司看看，那是我首度拜訪松田安鐵工所，目睹廠房窘迫的原貌。

參觀後，我提出了這樣的建議：首先用紅色標籤法整理物品，下決心丟棄無用的障物。丟棄時務必對物品說出真心感謝和慰勞的話。

當時福嶋常務心中危機感沉重，甚而覺得：「古芝社長好不容易前來，如果錯過了這次，我們公司可能就沒機會改變了。」隔年十二月有一場名為「廣島三原3S社群」的研究會，松田安鐵工所立刻決定參加。

活動第一年，公司主要專注在清除無用品和地板的塗飾。

關於處理無用的設備，松田安正社長和一位七十多歲的資深員工成了活動的障礙。當時，福嶋常務每天和父親松田社長吵著說「要丟」、「不要丟」，好不容易得到社長的許可，卻得不到資深員工的認同，計畫又再次受阻。三個月後，「廣島三原3S社群」月例會要在松田安鐵工所舉辦，福嶋常務下定決心，即便被討厭、被埋怨也要推動。

首先是每天早上十分鐘的清掃活動。一開始，公司內部也有質疑的聲音：「每天早晨佔用十分鐘，生產效率難道不會下降嗎？」但活動實行後，生產效率不降反升。一個月後，從業人員提出改善方案：全體員工每日輪班進行廁所清掃，並製作清掃手冊和值班表。由此可見，員工觀念已由「鑄件加工廠的髒亂是理所當然」，轉變成「乾淨、舒適的工作環境能讓心情愉悅、讓工作更順利」。

活動第一年清出的無用障物約二十三噸，當中包括了前面提及的古董級大型機器九台。整理後空出來的空間，購入了三台期盼已久的新機器。公司改善廠房的態度也獲得該縣主管和金融機關的好感與好評，順利獲得官方經營補助及主要往來銀行的融資。

福嶋常務因而深切感受到，3S 活動不僅提振內部員工士氣，也能打動外人的心。

改變公司氛圍的關鍵在於廠長態度的改變。廠長是社長胞弟，據說車床加工技術出神入化，但卻是位固執的傳統工匠，從不覺得長年養成的工作方法需要改變，對 3S 活動一直漠不關心，拒絕合作。活動進入第二年時，在「無一例外」的原則下，福嶋常務開始整理、整頓廠長的作業台和層架，雖遭廠長大聲斥喝：「不要亂來！」仍堅持強行更新作業。不料更新後，廠長對新作業台和層架都很滿意，還根據長年工作經驗主動提出各種更新意見，對 3S 活動變得相當積極。

我們公司也有資深工匠，他們在各自領域裡都是專家前輩，突然遭資淺晚輩指指點點，還要馬上改變自己長年來的作法，一時真是情何以堪。這位廠長是工作現場的核心人物，真實感受到 3S 活動的必要性和效果，他改變了態度，便帶動全體員工，使松田安鐵工所幡然朝氣蓬勃。

數字會說話，松田安的鑄件產品不良率從四%下降至〇・六五%，材料費、工具費成本下降三%，交貨準時率也提高了三成。

為參加廣島「三原 3S 社群」每月例會，松田安鐵工所員工還到島取縣以外的其它工廠見學，獲得很多見識啟發，大大增進了改善自家公司問題的效益。每家公司都要在例會上彙報當月的活動進度，員工在眾人面前發表自家公司成果，不但提升溝通能力，也增強了員工的自信。

松田安鐵工所最大的成果是二〇一四年末，於鳥取縣支持下開始進行的B2C（Business to Consumer，企業對消費者的電子商務模式）新事業。在此之前，該公司只接受企業訂單（B2B, Business to Business，企業對企業），加入B2C事業可以說是這家公司劃時代的挑戰。

據知這也是受到3S活動的影響。二〇一四年末，鳥取縣府專員前往松田安鐵工所，希望他們能夠參加協助縣內企業擴展B2C市場的專案，福嶋常務心想，社長很保守，不太嘗試新事物，這聽起來似乎頗費功夫，社長一定會拒絕。沒想到社長竟然同意參加。

聽聞此事令我十分感動，我想社長的心靈通過3S活動也被擦亮了！不畏懼面對變化，擁有「我們也可以做到」的自信，正是「心靈

3S」的成果。

之後一年，松田安鐵工所每天都像在開疆拓土般作戰，全體員工非常辛苦，但終究克服了種種困難，並成功開發三款零售的明星產品。

福嶋常務仍繼續以「有志者事竟成」的氣勢，打造一個讓全體員工安全舒適的工作環境，並繼續以創新思維與作法，連結當地企業一起攜手成長。

案例❾ 大阪・山田製作所

從業績掉九成五的谷底翻身

位於大東市新田中町的山田製作所，與枚岡合金工具一同建立「大阪企業再造研究會」，彼此長年相互切磋至今。

該公司主要製造專業用金屬加工品，從重達五噸的大型製造設備到小型金屬零件，種類多樣，例如工業用乾燥機、醫藥用品製造設備、化妝品製造設備等。基本每批量一個，最多也就幾十個。能夠一手包辦設計開發、板金加工、製罐加工、機械加工、組件調整安裝等項目也是該公司的優勢。

九〇年代後期，山田製作所的經營情況比我們公司還惡劣，原本平均月營收約一千五百萬日元，一九九九年初重跌九五％，只剩七十九萬日元，仍苦無突破僵局的對策。

就在此時，山田製作參與建立「大阪企業再造研究會」，開始嘗試3S活動。首先也是從工廠內部整理開始，徹底進行物品和場所的整頓及清掃。一九九九年進行「工廠大清洗」，上下總動員，將地板、牆壁、天花板全部清洗粉刷。

工廠天花板高七・五米，為此還特別搭建移動式鷹架，員工穿著連身工作服、配備安全頭盔、護目鏡、防塵口罩及安全帶。據說清理天花板上的塵垢時，廠內宛如施放煙霧彈，能見度不到兩米。另外，為鏽跡斑斑的天花板噴漆時，滴落的噴漆把員工的藍色連身工作服都變成白色了。

他們還將柱子噴成藍色，橋式起重機的軌道噴成紅色，地板也重新噴漆，好區分作業空間和安全通道。

這項清理作業一共持續了三十天，期間原本業務完全停工，由此可見其決心。這深深觸動了我，在心中燃起「我們不能輸」的鬥志，立刻也向自家員工提出「天花板清掃作業」3S活動計畫，完全是受到山田製作所的激勵。

3S活動要持續下去，絕對少不了志同道合的夥伴。正因有了相互對照、競爭、討論的夥伴，才能激勵勇氣，持續對3S活動的熱情和幹勁。山田製作所真是我們很好的夥伴與模範；相信對於山田製作所而言，枚岡合金工具也同樣是很好的夥伴與模範。

山田製作所對我們開發「數位海豚」作業系統，尤其扮演關鍵性角色。

「數位海豚」原型只是我們公司用來管理內部檔案的系統，松下電器產業來我們工廠見學時，肯定「這個系統若問世會幫助許多公司」，並鼓勵我們推出該商品。

實際上，那時用於金屬模型製作流程管理的條碼系統也受到不少讚許，當時曾考慮將條碼系統商品化，並到處奔走銷售，對象就包含山田製作所。我天真地以為，都是致力於３S活動的友好夥伴關係，他們應該會採用，但山田茂社長卻斷然拒絕了我：「雖然是古芝社長的請求，但不符合我們的經營需求。」此番話讓我覺醒，重新思考什麼才是真正能派上用場的系統，最終決定集中力量推出「數位海豚」。

之後，山田製作所也使用「數位海豚」開始發展「資訊３S」，靈活運用了枚岡合金工具開發的管理工具。

對於枝岡合金工具和山田製作所長年共享共榮的夥伴交情，我非常感謝也引以為傲。

山田製作所在「工廠大清洗」後，製作了「共用工具管理板」和「消耗品管理板」，也對辦公桌抽屜進行整頓（形跡管理），並力行每日早晨十分鐘全員清掃。當工廠加裝空調，電費曾一度增加到一百萬日元，員工還主動提出「工廠隔熱專案」（在牆壁和天花板安裝隔熱材料）以撙節開銷。一九九九年銷售額恢復至近一億日元，九年後、二〇〇八年，銷售成長超過三億日元。後因雷曼風暴的影響，銷售額跌至一億日元，隔年重新振作，二〇一五年銷售額又超過兩億日元。

「好的現場是最好的銷售員」、「決定應遵守之事，遵守已決定之事」、「員工改變了，公司自然改變」，山田製作所以此為標語，堅定地進行 3S 活動，每年定期舉辦兩天一夜的方針策略會議，在二〇一六年的會議上，有員工自動自發提出心目中理想員工形象是「一個負責任又能相互尊重的夥伴」。這是員工的自我期許，也是該公司成立超過半世紀來，第一次有人這樣具體指出理想員工典型。

公司的成長與員工的成長是相輔相成、同步並進的。我深切感受到山田製作所員工成長的喜悅。

第七章

「徹底 3S」的九條原則

枚岡合金工具推動 3S 掃除法超過二十年，
期間累計日本企業四千多家，
超過一萬兩千人及五十多位海外人士前來造訪學習，
還提供多個跨區域 3S 網路平台諮詢服務。
據此經驗總結出徹底 3S 的九條原則，
這不論行業類別、規模，也沒預算門檻限制，
任何公司只要把握這九條原則，開始去做就對了。

常有人問我：「如何才能讓公司3S活動常態化？」

即便理解3S活動的意義，希望3S活動能內化成為組織風氣，但一旦付諸實施便會遇到各種瓶頸，活動因此停滯，最後不得不放棄，這樣的例子比比皆是。

怎麼樣才能讓3S活動成為一種習慣並具體收效呢？本章要談「徹底3S」的九條規則。

談規則前，讓我們來看看3S活動必經的五個階段：

一、稍有改善後又故態復萌

二、下決心並遵守

三、徹底實行

四、習慣化

五、蔚為公司的風氣及文化

大部分企業都能順利地走到「下決心並遵守」這一步，但接下來要進階就會變得非常困難。

因此，活動初期的節奏格外重要，在開始活動後三個月內若無法一氣呵成地進到第三階「徹底實行」，那多半都會以半途而廢收場。一開始就要持續強調「徹底」這一意識，久而久之、大腦和身體就會無意識地慢慢投入活動中。如果能做到這一步，第四階段「習慣化」便水到渠成、自然而然。一旦形成習慣，就不會再掉回從前的狀態了。

但要養成習慣需要花相當長的時間，一般多要三、四年。一旦進到第五階段，3S 就會內化作企業的中心支柱，成為企業文化，代代傳承，也會提升公司社會形象。

毋庸置疑，活動的終極目標就是讓 3S 成為企業風氣文化，我作為 3S 顧問也是以此為目標來服務企業。若不改變舊習，就算過了五年、十年一樣故步自封，所以要堅決徹底推行 3S 活動，養成習慣。以下九條規則可以作為有力的輔助：

原則❶

明確描繪理想願景

雖然每間公司的營運理想目標各有不同，但本質上的共通目標都是追求全體員工及其家人在物質及精神方面的幸福。

如果可以將公司理想目標與 3S 活動緊密結合，即便每天早上擦十分鐘的地，員工也會意識到這樣做是為了提升自己及家人的幸福，從而激勵他們以更大的熱情投入；相反的，如果兩者未能產生關連，只是單純為打掃而打掃，那麼一旦工作忙起來，就會產生拖延、應付的念頭。

用文字說明可能無法讓員工充分理解，**可以通過圖示法，加深印象**，一目瞭然。如下圖呈現了枚岡合金工具追求的理想狀態與 3S 活動的關係。

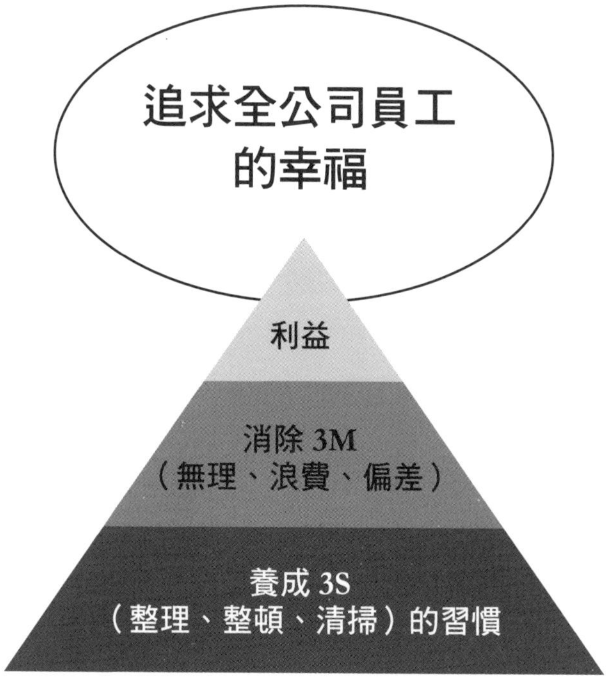

將「理想的狀態」圖示化

原則❷

先做再說

包括枚岡合金工具在內，本書至此已介紹了很多公司，無一例外的都因致力於3S活動而取得各式各樣的成果，產生極大的變化。如果您感覺有些活動在自己的公司也可以推動，那就請**立即嘗試做看看**，先不要糾結「適不適合」、「有沒有效」，也不要拘泥於推理討論。

在採取行動前，過多的考慮討論其實沒意義，因為不管花多少時間都無法得出結論。好不容易閱讀了本書，瞭解了3S活動的含義、內容，但若不付諸實踐，又有何用？

付諸實踐並取得一定成果後，自然會考慮進一步優化活動，比如「怎麼做可以讓運作更順利」，若效果不顯著，也能探索原因及改善對策。而若不付諸實踐，則一無所獲。只有付諸實踐才會有所領悟和發現，並帶動下一次行動。

以我們公司為例，參觀工廠的訪客使用的拖鞋就是其中一個典型案例。

在工廠開放參觀之初，連研修室都是直接穿鞋進入，地板很容易弄髒，因此有員工提出換穿室內鞋的意見，但室內鞋使用後必須逐一清洗，相當費事，於是便改用一次性拖鞋，但又有訪客覺得一次性拖鞋太浪費，為此最後確定改為使用塑膠拖鞋，使用後用酒精消毒。

3S活動永遠沒有終結，雖說行動勝於一切，但若三天打魚兩天曬網只是徒勞。行動的同時也不忘時時思考有沒有更好的方法，不斷改善進步，開創新思路，才能把握徹底3S的基本和樂趣。

原則❸

模仿成功典範

雖說第二條規則「先試著做看看」很重要，但可能還是有人不知道該怎麼做吧，我的建議就是第三條規則——深度模仿成功的案例。

如果某公司在堅持了3S活動後，取得一定的成果，那麼該公司的活動就充分具有模仿價值。這確實是有效的方法。**先模仿看看**，再判斷此方法是否有利於自家公司。實際上，迄今為止，枚岡合金工具也是一直在模仿其它公司。

比如我們把工廠裡的電腦桌抬高了一些，讓大家站著操作電腦（主要是輸入條碼）。之所以會這樣，是因為二〇〇〇年我去拜訪電子設備製造大廠歐姆龍的綾部工廠時，看到廠內一半以上的作業是站著進行的，讓我很受震撼，於是導入我們公司。

剛開始員工都非常反對，覺得電腦作業就該坐著進行。我試著說服他們：「先做看看，實在不行再恢復。」並立即在桌腳上用螺絲裝上L型的金屬零件，將桌子的高度提高三十公分並裝上腳輪。結果，輸入條碼時無須一直坐下站起，大大提升效率；電腦桌前也不必擺椅子，空出很多空間，人來人往變得順暢許多。

改變後，連一開始反對的員工也覺得這樣挺好的，現在在工廠站著操作電腦已成枚岡合金工具的習慣。空談百次不如實做一次，員工也發現了行動的重要性。

向有做出實際成績的顧問請教學習，也是模仿成功案例的一個方法。

有人可能對顧問帶有負面印象，認為他們「對現場的事情什麼都不懂，只會紙上談兵」，連我的父親也對顧問有這樣的迷思。在準備進行3S活動之際，我告訴父親要邀請一位經營顧問來指導，父親極力反對：「你是笨蛋啊！顧問只會空口說白話就要收錢！」但我有不同的想法。

作為顧問，他要對各式各樣的公司提供諮詢服務，所以在解決公司難題及提升業績上擁有豐富的經驗，借助他們的力量，利用他們的秘訣，是防止公司偏離正軌，在最短時間內實現目標的最好方法。

向專家諮詢當然需要一定的費用，但真正有實力且取得一定成績的顧問，他們的教誨物超所值。成立大阪企業再造研究會後，我們六家公司聯合接受諮詢服務，平攤了高額顧問費。

再比如一流主廚歷時三十年編出一套烹飪法，直接向這位主廚請教是最便捷的方法，花費高額費用也值得，畢竟可以馬上買到三十年的時間和經驗。公司經營亦然，深入徹底地去模仿或追隨成功者，比沒頭沒腦閉門造車更快到達終點。

原則❹

擬定每日、每週、每月計畫

為了徹底貫徹3S，必須要提高時間意識。雖然3S活動為公司盈利奠定基礎，但並非整理、整頓、清掃本身就可以直接帶來利潤，一旦工作忙起來，大家就會忽略3S活動，不斷地往後推延，「沒時間了，下次做吧」、「等有時間再開始吧」。一旦抱持這樣的態度，就無法實現3S徹底化、習慣化。那些說有時間再做的人，往往有了時間也不會去做。

所以訂定每日、每週、每月計畫很重要，徹底落實到公司的例行營運中，不管多忙都要堅持實行，並養成習慣，這很關鍵。

比如枚岡合金工具「每天」的必修課就是「早會結束後，全體員工利用十分鐘擦地板」。此外，還把第一個星期六定為3S日，利用下午

三、四個小時全體總動員，並把員工分成四個小組，每個小組各有活動。

目前雖然沒制定每週必做的事情，但第一年，我們每週要求全員一起進行紅色標籤法，整理工具架及文件櫃等。

不管什麼活動，如果想養成習慣，關鍵就在於必須每日、每週、每月**在「同一時間」做「同樣的事情」**。時間不固定，就容易拖延，最終不了了之。另外，「今天有時間就額外多做一點吧」，看似好事，但並不鼓勵，因為這樣會把規則變得模稜兩可，反過來就可能是「今天沒時間就少做一點也無妨」。形成習慣之前，人總會避難就易，正因此才要充分規劃時間，嚴格自我約束。

原則❺ 讓成果與目標具體可見

開始推動 3S 活動的第一年，整理掉不需要的東西後，公司一下子變得乾淨許多，牆壁、地板也變得一塵不染、煥然一新，同時節省許多找東西的時間。大家親眼看到這樣的變化，才能持續投入熱情。

大範圍的整理、整頓、清掃結束後，第二、三年進入處理細節時，變化就沒那麼明顯了。

明明花費和第一年相同的時間、付出同等的努力，但成就感卻少了許多。就像每天清掃十分鐘成了例行公事，就容易讓人厭倦。如此下去將漸失熱情，過不了多久活動就會停滯。如何能跨過第二、三年的障礙呢？這就是徹底 3S 活動的最大難題。

第五條規則就是要解決這個難題的。

要做到視覺化的方法有很多，首先是照片。周遭環境一旦改變，人們往往很快就忘記以前不好的樣子，將改善前的狀態保留在我們視線內，張貼在現場，對比改善後的狀態，如此一來就可一目瞭然，並在員工心中保留新鮮的感動，維持員工幹勁。

另外，正因為很難看到變化，才更需要明確的目標。只要時常將目標印在腦海中，即便看不到明顯的變化，也可以持續保持熱情。

為了讓目標視覺化，**圖表也不失為良策**。

比如枚岡合金工具以前曾制定「全公司一年提出一萬個改善提案」的目標。一年一萬個，平均每個月就是八三三個，公司當時總共有十二位員工，再平均到每個人，所以每人每月的提案量就是七十個。

為了讓員工時刻意識到這個目標，每個月底會分別統計每位員工的提案件數，作成圖表，貼在牆上，還特意標出每月七十個的目標線，好讓大家一眼判斷自己是否達標，從而敦促大家以更高的意識投入活動。

此外，「插圖」也很有效。枚岡合金工具剛開始推動 3S 活動時，在各場所，都以圖畫方式畫出理想中的樣子，再拍下當前現場實際照片，擺在一起比較。如此便是時時提問「如何才能接近理想的狀態」，從而促進大家加強改善。

將目標具體化、形象化，讓人看得見、摸得著，這樣才有助於員工瞭解現實與目標的差距。為此可採用「圖表」、「照片」等多種方式。

原則❻

與志同道合的夥伴同行

回顧過往，枚岡合金工具推展3S活動能夠持續至今，關鍵原因在於我們一開始就和另外五家志同道合的公司共同成立了「大阪企業再造研究會」，彼此相互切磋研究，以飽滿的熱情投入3S活動中。

僅一個人、一家公司真的很難維持長久的熱情。而經營階層下指令要員工做事，絕對無法轉化為員工自發性的行動，一旦無人指示，活動就會中止，漸漸沒了下文。志同道合者相互評比競爭是不可或缺的。

志同道合的人分為「公司內」和「公司外」兩種，我們公司是先在公司外找到志同道合的夥伴，那就是「大阪企業再造研究會」。該研究會每月在各公司輪流舉辦一次學習會，因為有六家公司，所以各公司每半年會輪到一次主辦活動。

每次相聚，肯定會希望自己能做出一點成績，自然而然地萌生競爭意識，這是人之常情。為此，員工便把學習會的日子當作截止時限，有計劃地開展活動，以求用最好的狀態迎接同伴。前面提過，一九九九年十一月，研究會的幹事山田製作所清洗了高七・五米、占地一百五十坪的工廠天花板，並重新上漆，員工向我彙報後，我立刻決定重新粉刷我們公司的天花板，員工一致同意我的想法，隨即列入 3S 活動計畫中。

如果沒有山田製作所的例子在前，肯定有員工會反對重新噴塗天花板，「山田製作所做得如此徹底，我們不想輸給他們」，彼此間有這樣的競爭意識，員工才會更加努力。

也因有六家公司的存在，我們才可從不同的角度獲得好的建議。如果其它公司給予「這個活動很好」、「我們也想模仿」這樣的評價，員工心中就會萌生自信心和自豪感。其它公司提出的不同觀點與意見對我們也有很大的參考價值。

大阪企業再造研究會最初是為了彼此分攤巨額的諮詢費而成立的聯合組織，結果卻創造了相互評價、相互競爭的機制，大大促進了3S活動的發展。

現在公司外部夥伴已擴展到每年舉辦一次「3S峰會」，這是為了方便全國致力於3S活動的中小企業發表自己公司的活動，深化交流，二〇一一年首次在大阪舉辦。當時我們公司有緣成為執行委員會成員，此後，該活動的參與者一路擴展到東北、北陸、東京、沖繩、廣島、山陰、四國、關西等全國地區。

如果只有一家公司致力於3S活動，很容易被自己的想法限制，如果和公司外部的同伴、團體一同進行，就可獲得不同的觀點及啟發，優化活動。

公司內部也同樣能**建構出相互競爭、評價的機制**。枚岡合金工具的員工每個月都會輪流參照「現場監查表」（由二十五項組成），確認是否妥當推動 3S 活動進行。一方面當然是為了促進 3S 活動的徹底實行，另方面也是為了讓大家在過程中，**養成發現問題、思考對策的習慣**。

枚岡合金工具在開展 3S 活動之初，全員的目標都是相同的，但隨著員工的增加，從二〇一五年起，開始分團隊確立活動內容。

員工分成 A、B、C、D 四組，先確立每組的目標，在 3S 日當天全員一起召開成果發表會，既有助於其它團隊對自己小組提出建議，也可觀摩其它團隊的改善良策。

每年年底，每位員工針對自己一整年的 3S 活動進行簡報，並透過全員投票選拔最優秀的 3S 實踐者，由社長掏腰包提供獎金。

人類天生「欲求他人認可」，公司內外志同道合者的存在，能激發「不認輸」、「想進一步改善令對方驚嘆」、「讓別人歡喜」這種欲求，從而激發彼此不斷努力創新的原動力。

原則❼ 用「人名／期限」便條確定負責人

「人名／期限」便條主要內容是「哪個人／到何時為止／要做什麼（進行哪些具體的改善內容）」。我們在公司休息室內設置「人名／期限」提案便條箱，員工可隨時投入自己的提案。

便條上的活動內容固然重要，但更重要的是「人名」，也就是提案的認養人，彷彿自己的宣言立誓：「我／到何時／完成何事」，既然說了，就一定要做到。

承擔責任就會做好相對應的心理準備。若無責任，就算公司規定「每個月提交十件改善提案」，恐怕也難以實行。

我們在開展 3S 活動之初，提案件數有達到規劃的目標，但後來也面臨件數慢慢減少的情況。二〇〇六年過後，我們決定對每件提案補貼十塊日元。我認為以利相誘不是好事，但一件十塊日元，一萬件就是十萬日元，如果花十萬日元能順利推動改善，其實相當划算。

雖然補貼金額微薄，但又重新激起了員工的熱情。不管什麼方法，能讓活動持續進行便是經營者和 3S 領導者的責任和本領。

每個活動、每個機器，甚至每處場所都需要認養者。如此一來，負責人會自發地帶頭向全體員工提案。比如當工廠的工具架稍微有點淩亂時，負責人就會主動要求加強工具架管理，或尋求更好的改善方法。

將責任具體落實到每位員工身上，可避免混水摸魚、虛應故事的心態，從而促進團結、提升 3S 活動發展。

原則❽

以身作則帶頭先做

每個員工都有不同的價值觀，有的人一開始就能理解3S活動的意義，並積極回應，也有人從一開始就無法理解並強烈反彈，認為即使清掃了，公司也不會產生任何改變。所以不管什麼決定，肯定都會招來不同的聲音，這是所有公司都會遇到的情況。

但若任由員工各持己見、公司人心渙散，想要徹底推動3S活動簡直不可能。該怎麼做才能讓員工齊心投入呢？

我最開始採取的方式就是以身作則。當時身為社長的我，帶頭致力於3S活動。有一句名言：「做給他們看，說給他們聽，讓他們嘗試去做，時常表揚他們，如此一來即可帶動團隊積極性。」

為了帶動團隊積極性，與其下命令，不如**身先士卒、以身作則**，甘作員工榜樣。捨棄私欲，為了員工、公司、社會而工作，這是經營者的使命。

自活動之初，我每天努力進行整理、整頓、清掃，必要時也會放棄休假日，默默地進行3S活動。社長的行為大家看在眼裡，慢慢地員工一個接一個、態度漸漸發生變化。

想改變他人，首先要從改變自己開始。只有自己改變了，才能改變身邊的人、周遭的組織。作為公司的經營者，身處眾人之上者必須特別留意這一點。

此外，**擬定一起行動的時間**也很重要。要改變員工的心就必須改變他們的行動，但若改變幅度過大，恐怕只會招來更強烈的反彈。最好的方法就是讓他們從一些力所能及的簡單小事開始做起，比如每天早上清掃十分鐘。

持反對意見者一開始可能還是會不情願，但就只是十分鐘的事，應該也會願意配合吧。像這樣全體員工日復一日、年復一年重複做同樣的事，分享同樣的成就感、暢快感，漸漸就能上下一心，同舟共濟。

不少經營者感嘆員工難管理，特別是製造業，員工身上多少帶有匠人氣質，要改變更是難上加難。

儘管如此，只要經營者認真用行動說話，逐漸展開全員參與的活動，哪怕從一些簡單的活動開始，員工也一定會有所改變。

原則❾

滿懷開心熱情讓 3S 輕鬆活潑起來

人很難主動去做自己厭惡、或無聊的事情，但若是能讓自己開心的事，即便別人不要求，也會興致勃勃地踴躍去做。

同理，為了保證 3S 活動持續推進，並形成習慣，滿懷歡喜的心就至關重要。**如果不開心，那就不是 3S。**

為了充分享受此活動，把活動變成一件趣味、好玩的事非常重要。枚岡合金工具的「工具公園」便是一個典型案例。我們公司的工具架以前總是一板一眼採用形跡及圖像方式管理，負責工具管理的員工在此基礎上增加了些許的趣味性，模仿電影《侏羅紀公園》的 Logo，親手雕刻了「工具公園」的招牌，雖然花費不少時間和精力，但也從中收穫很多喜悅。

員工愉悅的心情也感染了周圍的人，每次去「工具公園」時，不管誰都會因這面詼諧幽默的招牌而嘴角上揚，又因不想破壞好氛圍，會更想保持整潔乾淨。

對於前來工廠參觀的人，如果陪同的員工微笑著向他們解釋「這裡是工具公園，招牌可是員工手工製作的喔」，也可將 3S 活動的樂趣傳遞給外部人員。

又再比如第六章介紹的藤屋物流中心，將防止揀貨失誤的對策命名為「切片妞」，將盤點時確認庫存數量的工具命名為「數牌君」，這些都是基於風趣幽默的心態。

在廣島三原 3S 社群設立兩週年的紀念發表會上，在台上介紹藤屋物流中心活動的粟飯原佳浩中心長說了這句話：「正因為大家**懷抱遊戲的心態**，我們才能取得今日的成果。」

我深信正是因為粟飯原中心長切身體會到了心態輕鬆活潑的重要性，才能說出這樣耐人尋味的嘉言。

後記

邁進「徹底3S」全球合作平台

二〇一六年三月二十六日，遠藤電機、新潟世紀、加藤研削工業三家公司全體員工齊聚新潟和諧廣場，共同舉辦了「新潟3S社群」啟動大會。這是我繼廣島三原3S、兵庫3S、四國3S、沖繩3S、東京3S社群以來，承接的第六個3S社群團體諮詢工作。

各社群定期舉辦發表會，在互相切磋研究中，分享資訊、共同致力於「徹底3S」活動，並取得豐碩成果。第六章中提及的日鐵鋼業和松田安鐵工所是「廣島三原3S社群」的成員，藤屋物流中心和仲井京子社會保險勞務士事務所則是「四國3S社群」的成員。

地域不同，設立3S社群的契機也不盡相同，有的地方是緣起於枚岡合金工具的工廠參觀學習會及「數位海豚」，有的地方是曾經參加我在當地舉辦的演講會，因而燃起設立3S社群的決心。

另外，關於一年一度的「3S峰會」，書中也已多次介紹。該峰會自二〇一一年起舉辦，來自全國各地致力於3S活動的企業齊聚一堂。二〇一五年十一月舉辦的第五次大會盛大落幕，聽說對很多致力於3S活動的企業而言，都把參與峰會視為最重要的里程碑。

同年五月我們成立了海豚俱樂部，專為「數位海豚」的使用者而設。設立儀式假山田製作所舉行，來自石川、香川、兵庫、大阪等九家公司共二十五位夥伴熱情參與。之後，又在沖繩、富山開設海豚俱樂部，現在全日本有超過一百四十家企業使用「數位海豚」，今後類似這樣的集會還會不斷擴大。

「徹底３Ｓ」活動是讓企業變得更強更大的普遍法則，它超越了產業、公司規模等限制。此外，為該活動的存續和發展努力不懈的夥伴，是不可欠缺的要素，這兩點在本書中已再三闡述。

正因如此，「徹底３Ｓ」才能擴展到全日本各行各業。

當然也要歸因於ＮＨＫ電視節目的介紹。該節目也在海外播出，世界各地觀眾不約而同地聯繫我們，截至二〇一六年已承接五十多國人士來工廠參觀學習。

外國來參觀學習也跟日本人一樣，體驗擦地板。只是來自國外的參訪者多是政府人員、企業經營者或主管等，有人表示大受文化衝擊，在其國家無法想像跪下來親手擦地板，何況是在上位者。

一位秘魯來的見學者拜託我務必為其團隊進行演講，我二〇一四年在秘魯和巴拉圭、二〇一五年在秘魯，都舉辦了「徹底３Ｓ、５Ｓ」演講會，與會人員超過五百人，最後大家還齊聲高呼「秘魯萬歲」，我切身感受到他們的熱情，完全與日本不相上下。

3S 活動的內容非常簡單，通俗易懂，不需要高超的技術和經驗，無論誰都可以馬上投入其中。一旦養成習慣，即可培養人才、改善效益、提升公司業績，因此才能廣受認同。

我懷抱著抓住最後一根救命稻草的心情開始進行 3S 活動，一開始也是半信半疑，但活動促成枚岡合金工具的業績V字型回升，成功晉級為一家高收益企業。

更讓我意外的是，希望來枚岡合金工具參觀學習的人日益增多，他們委託我擔任 3S 顧問，我因而走出自己的公司，開始幫助其它企業解決難題，改善業績，過程中還開發了「數位海豚」這一項 IT 副業，並走出國際。

在此之前，我從來沒想過我本人及枚岡合金工具會有今天的發展，一切堪稱是一項奇蹟。

當然，並不僅只我們公司發生這樣的奇蹟，本書第六章中介紹的九家公司同樣都起了難以想像的變化。讀完本書後，大家也會產生變化吧？如果讀後內心有所觸動，就從現在、此時此刻開始，儘快付諸實踐吧！

歡迎上網留言（http://sg-loy.com/about/feedback/）告訴我們您的3S成就，我們非常期待分享您的喜悅。您所付諸的每個小行動，以及積累的每一個小善果，都將有助形成良好的習慣，讓職場氛圍變得更好，也讓自己及周圍的人變得幸福。這一涓涓細流不久必能匯聚為改變世界的大江大河。

堅持就是力量！徹底3S活動歷久彌新、永不過時！為了實現人類物質和精神兩方面的幸福，讓我們一起攜手，共同推動3S活動吧！

在此，我要感謝長年給我支持鼓勵的Adcom公司常務董事岡本美砂女士、日本鑽石出版社久我茂先生，以及對本書編輯設計做出巨大貢獻的谷山宏典先生、竹內雄二先生、布施育哉先生等等出版先進。

另外，因為3S大師大山繁喜先生、「大阪企業再造研究會」成員，和枚岡合金工具全體員工及其家人的同心協力，我們的「徹底3S」活動才能有些成就，也才會催生這本書，對此我也要表達深深的敬意與謝忱。

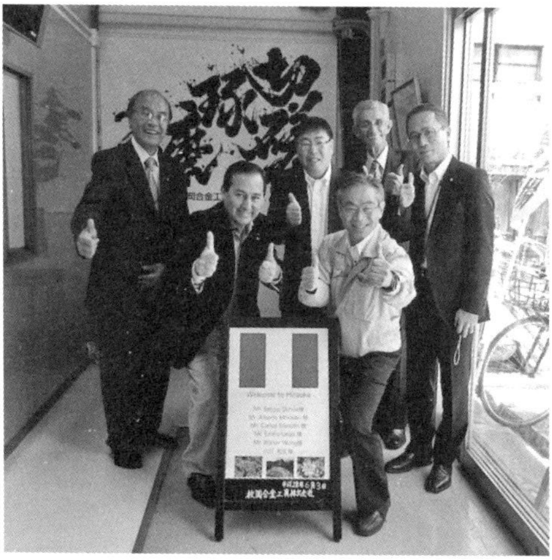

從秘魯遠道而來參觀的訪客

徹底3S——「枚岡流」成功法則

人を育み、利益をもたらす
会社を強くする習慣
枚岡流「徹底3S」9つのルール

作　者　古芝保治
譯　者　樂美

總編輯　夏瑞紅
文字編輯　言宇召
圖片提供　枚岡合金工具株式會社
封面設計　張士勇
內頁編排　集一堂
行政編輯　謝依君

發行人　梁正中
出版者　正好文化事業股份有限公司
地　址　台北市民權東路三段106巷21弄10號
電　話　（02）25456688
網　站　www. zenhow.group/book
電子信箱　book@zenhow.group
總經銷　時報文化出版企業股份有限公司
電　話　（02）23066842
地　址　桃園市龜山區萬壽路二段351號
製版印刷　瑞豐實業股份有限公司
初版一刷　2022年7月25日
定　價　新台幣320元

HITO WO HAGUKUMI, RIEKI WO MOTARASU KAISHA WO TSUYOKU SURU SHUKAN
by Yasuharu Furushiba

ISBN 9789860604269

國家圖書館出版品預行編目（CIP）資料

徹底3S：「枚岡流」成功法則/古芝保治著；樂美譯.
-- 初版. -- 臺北市：正好文化事業股份有限公司,
2022.07
224面；14.5×20公分
ISBN 978-986-06042-6-9(平裝)
1.CST: 企業管理 2.CST: 企業經營
494　　111006971